めざそう！
天寿は百はたち
１２０歳

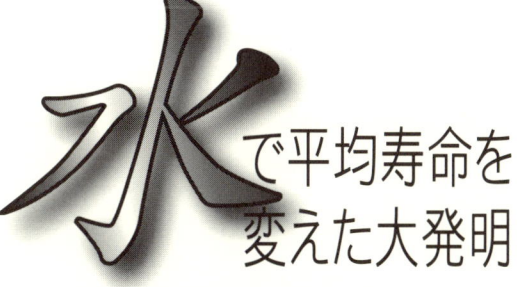

水で平均寿命を変えた大発明

藤野 薫 [編著]

せせらぎ出版

もくじ

序 ……………………………………………………………………… 1

第1章　水の神秘

水＝「異常な」物質 ……………………………………………… 3
放浪性の水分子 …………………………………………………… 4
水の感性 …………………………………………………………… 5
水の姿 ……………………………………………………………… 6

第2章　水分補給を考える

体重と水分補給 …………………………………………………… 9
大誤解を捨てること ……………………………………………… 10
健全な減量 ………………………………………………………… 10
肥満体でない人には…？ ………………………………………… 11
「渇き」に頼るのは危険 ………………………………………… 12
風邪と水分 ………………………………………………………… 12

第3章　体重過剰と肥満

日本人はアメリカ人ではない …………………………………… 14
標準体重とは ……………………………………………………… 15
本当にダイエットは必要？ ……………………………………… 16

第4章　ご腸内の皆さま

同窓会ショック ……………………………………………… *19*
腸年齢 ………………………………………………………… *19*
腸内フローラ ………………………………………………… *20*
メチニコフ …………………………………………………… *23*
横田学説が解く「突然死」 ………………………………… *25*
腸は「小さな脳」 …………………………………………… *26*
腸内菌の働き ………………………………………………… *27*
自己診断の目安 ……………………………………………… *29*
還元水の効能 ………………………………………………… *29*
腸への思いやり ……………………………………………… *30*

第5章　本質は食生活か？　水か？

パプア族の謎 ………………………………………………… *32*
長寿国の食生活 ……………………………………………… *33*
アンリ・コアンダ …………………………………………… *34*
パトリック・フラナガン …………………………………… *35*
水素とATP …………………………………………………… *36*
活性水素 ……………………………………………………… *37*
マイクロハイドリンの機能 ………………………………… *39*
水の電気分解 ………………………………………………… *39*

第6章　日本の独創的研究

奥村方式の浮上 ……………………………………………… *41*
試行錯誤のうちに …………………………………………… *42*
フォーミュラXの働き ……………………………………… *44*

水が増える現象 ……………………………………… 45
　　ハイ・ウォーター …………………………………… 47
　　体内水素 ……………………………………………… 47
　　電子濃度 ……………………………………………… 50
　　マグネシウム ………………………………………… 50
　　カルシウム信仰 ……………………………………… 52

第7章　「体によい水」

　　表面張力 ……………………………………………… 54
　　なぜ表面張力が下がるのか ………………………… 56
　　なぜ弱アルカリ性になるのか ……………………… 58
　　アルカリ還元水の日常的利用法 …………………… 59
　　水素の重大性 ………………………………………… 60
　　籠状クラスター ……………………………………… 60
　　老化抑制と水素 ……………………………………… 61
　　ヒトの寿命 …………………………………………… 62

　　あとがき ……………………………………………… 65

序

　唐突ですが、旧約聖書の「創世記」に、こう書かれています。

　「そこで神は言った。私の霊（神が人間に与えた命）は、いつまでも人のうちに居つづけさせないこととしよう。人は肉だけのものにすぎないからである。故に人の生きる日数（ひかず）を、**百と二十年**としよう」（創世記6：3）。

　一方で、さまざまな立場（遺伝子工学、生命工学など）に立つ、現代の研究者たちが共通して、「ヒトは120年の限界寿命をもつよう設計されている」という結論に達しています。

　哺乳動物は、種類によって性的成熟に要する年数はさまざまですが、いずれもその年数の6倍が限界寿命だというのが定説です。その論拠に立てば、人間の場合、成人するのに20年を要しますから、その6倍、すなわち120年ということになります。ここで誰もが旧約聖書と現代科学の符合に驚かされるはずです。

　この限界寿命に満たずして生涯を終える人が多いことの理由としては、さまざまな要因が挙げられていますが、大多数の専門家たちの間で共通するのが「活性酸素原因説」であることは周知のとおりです。酸素なしでは、一刻たりとも生存し得ない私たちですが、同じ酸素の一部が体内で活性酸素となって、命の時計の針を進めているのですから、誰もがこの大きな矛盾に困惑を隠すことができません。

　ところが、ごく最近の研究で明らかになった点の一つに、体内にある「水素」が強力な抗酸化剤として機能し、最終的には活性酸素の消去に最も有効な作用を果たしているという事実があります。

詳細は本文に譲りますが、私たちが生きていくために必要なエネルギーが体内で作り出されています。ところが、このプロセスには酸素と同時に大量の水素を必要とします。さらには、不可避的に発生する活性酸素による細胞の損傷を防ぐためにも水素が必要です。つまり、エネルギーを細胞に供給するのも水素、強酸化性の活性酸素による損傷から最も有効に細胞を護るのも、これまた水素なのです。

　とにかく、体は水素を「ふんだんに」必要としています。しかし、体内に水素を送り届けようとすると、食物と水に頼るしか方法がありません。何故なら、呼吸によって取り込まれるのは酸素だけだからです。それに、もともと大気中の水素は極微量です。ことさら食物の摂取量を増やすことも不可能です。

　ここで浮上するのが「水」、それも水素を含んだ「含水素水」ということに話は帰結するのです。

　ヒマラヤのフンザ王国を初めとする、世界の長寿地域に共通する要因は、唯一「水の特性」が他の場所とは異なっているという点にあります。先進諸国の水道水と異なる点は、酸化還元電位と表面張力が共に低く、恐らくは弱アルカリ性を帯びているということにありますが、これらすべてが水中に水素が溶存していることを示唆しています。裏返して言えば、水素が長寿を支えていることになります。

　詳しくは、本文を読み進められるとともにご理解いただけるでしょう。どうか、本書の内容を存分にお楽しみください。

第1章　水の神秘

水＝「異常な」物質

　地球全体を見れば約7割が水（大洋）ですし、私たちの体もやはり約7割が水でできています（幼児では水分量がさらに多い）。人間の筋肉は75％までが水でできていますし、脳は実に90％、肝臓は69％までが水分です。英語で「ひからびた」状態を表わすのに「ボーンドライ」bone-dry（骨のように乾いた）という語が使われることがあります。しかし、一見して水分がほとんどないように思える骨ですら、22％の水を含んでいるのです。

　ですから、「水の惑星」に住む、私たち人間自体もまた「水で作られている」としても過言ではありません。私たちの主成分は水なのです。

　しかし、この余りにも当たり前の水が、実は大変に特殊で、異常な特性を備えた物質であることを知らねばなりません。

　分子量が18である水について、その構造から理論的に予測される沸点と氷点は、それぞれマイナス80℃とマイナス100℃です。本来水はようやくマイナス100℃で氷結し、マイナス80℃で早々に気体になるはずの物質なのです。ところが、実際には理論的予想値（－100℃）よりも100℃も高い0℃で凍り、同じく予想値（－80℃）よりも180℃も高い100℃でようやく沸騰するのです。

　文化人類学者の竹村真一氏(1959-)が、水について、おおよそ次のように述べておられます［「水の感性—水の宇宙学」Aquatic Sensibility—The Cosmology of Water］。

　「水が余りにも身近で、どこででも見掛けることができるため、私たちは例えば氷が水に浮くもの当たり前のことだと思っていま

す。ところが、科学の常識、あるいは地球上の物質の通常の振舞いに照し合せてみると、そもそもこうした単純な現象も異常で変則的であることが分かります。一般に物質が液体から固体に転じると、密度、すなわち比重が高くなるのが常識です。ですから、氷を水に入れると沈むはずです。ところが、実際には反対に水に浮きます。寒い日に水道管が破裂することからも分かるように、水が氷になると体積が増加します（比重が小さくなる）。ですから、氷が水に浮くのです。

　氷が水より軽いため、湖や海は表面が凍ります。氷の下の水は比較的安定した水温を維持でき、水中生物の生存に好ましい環境を保つことができるのです。水がこうした性質を持ち合せていなかったとしたら、水全体の氷結が［水底から］どんどん進行して、生物が進化する余地はなくなっていたはずです」。例えばライアル・ワトソン Lyall Watson (1939-) という生命科学者は、「地球上の生命の進化にとって、この点（水の特性、つまり異常性）が極めて重要な要素であった」と強調しています。

放浪性の水分子

　こうした水がもつ変則的な特性は、その分子構造と密接な関係があります。すなわち、酸素原子と水素原子が、104.5度という不安定な角度で結合しているからです。この不安定性が、水を分子レベルで絶え間なく変化させています。水はデリケートに引き合う二つの力のさなかにあります。一つは２つの水素原子が結合して、大きな「H_2O の鎖」（クラスター）

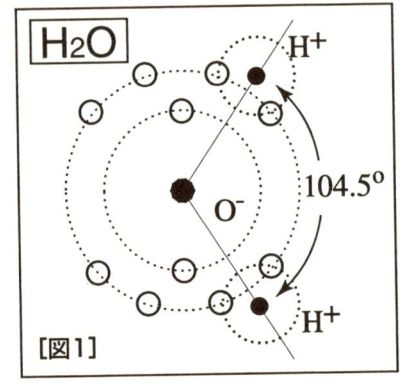

［図1］

を形成しようとする傾向、もう一つはこの鎖が壊れて、分散しようとする傾向です。もっと正確に言えば、自然に放置された水は瞬間ごとに変化して、絶えずその姿を変動させています。ですから、恒常的な常に同じ形をした「水」という物質が存在するのではありません。ある瞬間の分子構造から、次の瞬間に別の構造に移ると、水の特性はまた別のものに転じます。こうして、まるで万華鏡のように次から次へと変化して、定まることのないこの液体を、おおまかに「水」と呼んでいるだけのことなのです。

水の感性

　ある研究者たちは、水がもつ生物活性は時に応じてより強くなり、水のクラスター・サイズが小さくなると汚染物質を分解する能力が高まるとしています。あらかじめ予想されることは、こうした特長は、医薬、農業、環境保全といった分野でも大きな貢献を果すことになるかも知れないという点です。

　いま薬理学者たちは、普通の水にも薬理学的効能が備っているという考え方を真剣に受けとめはじめています。また、一部の学者はさらに先鋭的な仮説に到達しています。すなわち、在来の薬草の煎じ薬について、「ハーブを煎じるのは、ハーブ成分の摂取を助けるための手段ではなく、**ハーブを使って水の特性を変化させているのだ**」という仮説です。ハーブに含まれる化学的成分が直接的に体に薬理作用を果すのではなく、ハーブの成分には、体に有効な特性をもつ水に変化させる機能があり、こうしてできた水が治病効果をもつのだとする考え方です。

　水の分子構造が柔軟に変化するため、ある種の電磁波による「刷り込み」を保持することができますから、「水は場所を感じ、情報を記憶し、その情報を他の場所、あるいは他の媒体に伝達することができる」と言っても、今ではこれを単なる素朴な詩的表現だとし

て片付けてしまうことはできなくなりました。水は不器用な物質ではありません。それどころか、生きた組織体であり、情報媒体であることが、研究の結果により明らかになりつつあるのです。

　最新の諸研究を通じて、日常生活では、ごくありきたりの水という物質が、いま突如として、その神秘的で、極めて興味深い実像を私たちに見せはじめています。

水の姿
　普通の水（水道水）を形作る水分子の姿を、もし見ることができたら、まさにそれは「混沌の海」といった様相を呈しているはずです。

　最近のことですが、米国のある研究所で、水分子の運動の有様が映像として、走査型トンネル顕微鏡という装置で捉えられています。ベースとなる金属板（パラジウム）の上に、水の単分子が２つ、３つ、４つ、５つ、６つと集まり始める様子が映像として撮影されたのです。つまり、クラスターの形成の場面です。

　こうした分子の運動を眺めていると、さらに驚くべきことが起こりました。無秩序にバラバラに動いていた単分子が寄り集って、２量体（２分子が結合したもの $[H_2O]_2$）になると、その速度が単量体（単分子）のときの４倍にも高まり、３量体、４量体クラスターの運動もまた、単分子に比べて極めて高速になるということが確認されました。

　これは通常の筋書に反した現象です。どう考えても、単分子の方がクラスターに比べて高速で拡散したり、移動するのが自然だからです。

　この実験責任者はこの現象の解釈に、こんなたとえ話を使っています。「一人のスケート選手が氷上を滑る場面と、一群のスケーターが一列に手をつないで滑る場面を考えましょう。一人ひとりが氷

の表面を摩擦します。グループで滑ると摩擦が増えるわけですから、摩擦抵抗が増大して当たり前のはずです。ところが、実際には全く異なった現象が観測されました。金属板の上をクラスターが移動する際には、波形に並んだその金属原子の上を滑るように移動したのです。つまり、波形に配列した金属原子の凹凸に沿って走るのではなく、金属原子の波形の形状を無視するかのように、かすめるように直線状に動くので移動速度が速くなるのです。また、**水素結合によって、単分子が２つ、３つ、４つと集ってクラスターを形成し、幾何学的形状をもつに至る様子も目で確認されました**」。

いずれにせよ、単分子やクラスターが別々の速度で動き回るのですから、無秩序で一瞬たりとも同じ状態が保たれることのない、まさに混沌とした世界のようです。

ところが、例えばドイツのオズヴァルト・バルテル Oswald Bartel といった生命科学者による最新の学説によれば、この混沌の海に何かの作用（例えば放射線や圧力、あるいは電気的エネルギーなど）が加えられると、渦巻きが生れ、これが分子団の構造に**右スピン（回転）を与える**ことになるというのです。もちろん、ここで言う分子団の構造とは、いわゆる「クラスター」を指します。

バーテルの主張で非常に重要な点は、**分子回転が右スピンの場合は、例外なく表面張力が低下する**という事実にあります。さらに右スピンの水は、通常の水とは異なった電位を示すということも確認されています。つまり、酸化還元電位計で測定すると、普通の水道水などと比べて、低い電位をもつことが分かります。すなわち、右スピンの水と普通の水を比べると、前者では**表面張力、ならびに酸化還元電位がともに低くなる**ということになります。

後でも触れますが、結局のところ、「体に良い水」というのは、水道水などとは異なり、大なり小なり物性が変化して特定の「構造」を有する「**構造化**」した水だと言えそうです。ですから、本書

のテーマは如何にして人体に有効な構造と物性を水にもたせるかということに尽きます。

第2章　水分補給を考える

体重と水分補給

　生命にとっての基本物質である「水」を、まずは減量(ダイエット)という切り口から考えますが、むしろ減量以前に考慮すべき点があることを強調するためです。これまでは、体重を減らすことは、必ずしも容易ではありませんでした。しかし、先進諸国家で肥満が社会問題化するにつれて、体重過剰・肥満についての科学的研究が進みました。従来は顧り見られもしなかったポイントの一つに「水」があることが理解され始め、このところ水の果す重大な機能が、注目を集めるところとなっています。

　水が「奇跡の液体」と呼ばれていることには、それなりの理由があります。これだけ廉価で、これだけ多くの機能を果たしてくれる物質は他には見られないからです。生理活動の面だけをとっても、水は体温調節、消化、細胞への栄養運搬、老廃物の排泄などの働きをしています。

　水は食欲抑制剤として作用し、脂肪分を分解したり、減少させたりする道具ともなるのです。ここでは、まず水の果す重大な機能について知っておく必要がありそうです。

　ある栄養学者はダイエット中の人に対して、適切な運動と食事への配慮をすることのほかに、1日に「体重1キロ当り、少なくとも60グラムの水」を摂取するよう勧告しています。体重50キロの人なら3000 cc です。しかし、3000 cc どころか、積極的に毎日コップ1杯ですら飲んでいないという人の方が多いのが現実です。

　また、水を一度にまとめて取るのではなく、一日を通じて分散し

て摂取する方が効果的です（特に食事の前後が有効）。

大誤解を捨てること
　ダイエット中の人の中には、「水ぶくれ」を恐れるあまり、水を飲みたがらない人が多いことが問題です。**水は飲めば飲むほど、体内に滞留する水の総量が少なくなる**という生理学的事実をまず知っておきましょう。
　次の説明を、誤解のないようによく読んで正しく理解してください。
　「体重過剰」の人が太っているように見えるのは、体内水分が多めであるためです。逆説的ですが、**体内に摂り込まれる水分量が少ないと、体は警戒反応を起こし、たった一滴たりとも排出しないでおこうとします**。これが手足のムクミ（浮腫）となって現われることがあります。この点については、後段でも触れます。
　諸研究が明らかにしているように、十分な量の水が摂取されると、体は余分な水分を排泄します（体が脂肪を分解する際には、発生する余分な排泄物を除去するのに、さらに多量の水を必要とします）。
　米国のスポーツ医学の研究機関によると、ダイエット中の人が、一日に約1.7リットルの水を「余分に摂る」ことにより、脂肪の減少率が最も高くなると報告されています。つまり、**約2リットル弱の水を余分に飲むことで、もっぱら脂肪の減少による体重減が実現できる**というわけです。

健全な減量
　食物消化のプロセスでは、水が最も本質的な成分として働き、同時に水が筋肉に適切な柔軟性を維持させてくれます。事実、水を飲むことで皮膚のたるみが防止できます。皮膚の水分が抜けることに

よって起こる体重減は、健全なダイエットではあり得ません。皮膚からの脱水は、一挙に老化してしまったかのような印象を与えるだけです。ある専門家はこう述べています。「水は毎日摂取すべき唯一の最も重要な栄養である。水は脂肪、コレステロールを含まず、ナトリウムは微量に留まり、しかも全くカロリーをもたない。また、より多量の水を飲むことで、腎臓の働きが活発になり、水の体内残留量を減らしてくれる。体重が標準体重を超える人の場合は、通常人が飲むべき量（コップ8〜10杯）よりも、摂取量を増やさねばならない。増やすべき量は、標準体重超過分10キロ当りコップ1杯である」。

　特に妊娠中には、平常時に比べて大量の水分が必要です。妊娠中、女性の血液量は劇的に増加します。一日に少なくともコップ8杯の水を摂ることで、脱水症状や便秘といった一般的な症状を予防することができます。

肥満体でない人には…？

　水分補給の必要性は、何も体重過剰の人だけの問題ではありません。適正に水分補給が行われていれば、循環器系の機能も向上します。また、水は繊維質に富んだ食品の分解を助けますし、関節の潤滑剤としての働きをもっています。

　さらには、疲労、頭痛、ドライアイ（乾性眼症侯群）、むねやけ、口内乾燥症、集中力の欠如、気温順応の鈍化をも予防することが証明されています。

　話はそれだけでは留まりません。長期的に見ると、水分補給が足りている人は、結腸ガン、尿道ガン、肺ガン、腎臓結石、便秘、僧帽弁逸脱症に罹（かか）る率が低いことも判明しています。

　「水もしたたる良い女（男）」は、単なる比喩的表現ではなく、健康な美人はそれこそ実際に「水け」が多いのです。

「渇き」に頼るのは危険

　喉の渇きを感じないからといって、体が水分を必要としていないと考えてはなりません。実際に喉の渇きを覚えるときは、すでに脱水状態に入ってしまっています。一番良いのは、渇きを感じる前に水を飲むことです。喉の渇きを覚えるまでは、水を飲まないという生活習慣は、特に50歳以上に方にとっては賢明ではありません。渇きを感じる作用が、年齢とともに鈍化するからです。ですから、ちょうど食事の計画を立てるのと同様、全員が水の摂り方についてのプランを立てるべきなのです。

　水分補給が適切であるかどうかは、適度に排尿があるか、色の薄い尿が出ているかを観察することです（ビタミン剤を服用しているときは尿が着色します。この場合には、全体の量を目安にします）。

　どんな飲み物でも、体内で同じ振舞いをするわけではありません。カフェインやアルコールは、実際に体の水分を奪います。その作用が最も強力なのがアルコールです。

風邪と水分

　ちなみに、整体法で有名な野口晴哉(はるちか)（1911-1976）という方の著作に『風邪の効用』という本があります。「**風邪は自然の健康法である。風邪は治すべきものではない、経過するものである**」というのが趣旨で、読んだ人は誰もが例外なく衝撃を受けます。風邪を一種の病気として捉え、風邪薬でこれを「治す」ことが一般常識となっている今、「**風邪は自然の整体法であり、偏(かたよ)り運動修正や潜在的偏り疲労の調整を行っている。風邪は体の掃除になり、安全弁としてのはたらきをもっている。**風邪は万病のもとという言葉に脅かされて自然に経過することを忘れ、治さねば治らないもののように思い込んで、風邪を引いてしまうような体の偏りを正すのだということを無視してしまうことはよくない。体を正し、生活を改め、経過

を待つべきである」と説くこの本は間違いなく一読の価値があります。

　この著作の中で、著者は整体術師の立場から、「水を飲むことの必要性」について、こう述べておられます。

　「寒さに向かう季節には体が硬張っていると、[治療を施しても]なかなか調節がつかないのです。どういう時期に硬張るのかと申しますと、唇の周りが乾いてくる時です。それは体の中の水分の欠乏を示すものです。…空気が乾いてきて、洗濯物が乾き易くなるように、体が乾いてくる場合も唇の周りが乾いてくる。…もう少し寒くなって、コタツに入ったり、ストーブを焚いたりすると、なおひどくなってくる。…口の周りは全て泌尿器の変動です。だから、それは食べ過ぎにもあるけれども、ただ食べ過ぎただけではなく、水分が欠乏したのです。[水分不足のまま風邪が経過すると]ひどい場合は体が浮腫みだします。体が浮腫むようになると、水の足りないことが頂点に達している。…結局、**水が入らないから体が水を惜しむようになり、いよいよ足りなくなる。**…それでも当人は飲まないから、体は水を節約するより他ない。そこで浮腫んでくるのです」。

　続いて同書には、尿について次のように書かれています。「頻繁に小便が出るから水が多いのかと思うと、そうではなくて、水が少なくなるほど尿意をもよおすのですが、その量は少ない。つまり**溜まらないうちに、排尿要求を起こすから頻繁になる。**そして**小便の色が赤くなってくる。**ふだんは、透明な麦わら色なのに、それが**濃くなってくるのは、体の水分が足りなくなってきたのです**」。であるとすれば、ビタミン剤を飲んでもいないのに、尿が赤くなるときは、水不足を疑うべきなのでしょう。

　冬場こそ、水分補給に気を配り、特に風邪を引いたときには、より一層の注意が要るということになりそうです。

第3章　体重過剰と肥満

日本人はアメリカ人ではない
　ここで、ついでに体重過剰や肥満とは何かを見ておくことにしましょう。さまざまな危険を冒してまでも、体重を減らしたいという願望をもった人が余りにも多すぎることへの警告を兼ねています。
　日本とは異なり、「肥満大国」(?)のアメリカなどでは、一律に「太りすぎ」ということばで片付けずに、「体重過剰」overweightと「肥満」obesityという二つの段階を設けて考えています。体重過剰とは標準体重を超える体重、肥満とは体脂肪率が異常に高い状態と定義されているのです。ボディビル、その他のスポーツ選手などは、体重過剰ではあるが、肥満ではない例が普通だというわけです。反対に一般人では、体重過剰であり、同時に肥満体であるという例も多々あることになります。
　米国の全成人（20歳以上）の半数（54.9%・9700万人）が「体重過剰」で、全成人の四分の一（22.3%・4000万人弱）が「肥満」だという統計があります。両方を合せると実に77%を超えることになります。1990年代の初頭の統計ですが、米国で減量のための諸製品とスポーツジムなどに支払われた金額が33億ドル（約6兆円弱）ですから、これはすでに一大産業でしょう。人間が減量に努めれば努めるほど、産業が肥大化して行くことになります。
　しかも、おもしろいことには、米国には「体重過剰と肥満に共通した疾病」と「肥満に特有の障害」とに分けて述べている文献もあります。

共通危険	肥満による危険
■ 糖尿病 ■ 心臓障害 ■ 卒中（脳梗塞） ■ 高血圧 ■ 胆嚢疾患 ■ 変形性関節症（軟骨・関節の変形） ■ 無呼吸症候群 ■ ガン（特に子宮・肺・結腸・直腸・腎臓・胆嚢）	■ 高血中コレステロール ■ 妊娠合併症 ■ 生理不順 ■ 多毛症 ■ 緊張性尿失禁（骨盤筋の衰弱による失禁） ■ 鬱などの精神的障害 ■ 手術に伴う危険の増大

標準体重とは

日本では長い間、次式で標準体重を求めるのが一般的でした。これは「ブロッカ指数」と呼ばれる方式です。

Broca 指数

標準体重(kg) = [身長(cm) − 100] × 0.9

ただし、身長150 cm以下のときは
[身長(cm) − 105] で算出し、

± 10％を正常範囲とする。

+ 30％以上………肥満症
+ 50％％以上……重症肥満症
+ 70％を超えると日常生活に障害

ところが、1980年代以降は次頁に示されている"BMI"（Body Mass Index 体格指数）という方式が国際的に用いられるようになりました（性別に関係なく、身長と体重から直接的に算出されます）。この算式による場合、日本人では"22 BMI"が平均値となるため、日本肥満学会ではこれを標準としています。この22を基準に、18.5〜25弱までを健康体重、25 BMI以上を体重過剰、30以上を「肥満」だとするのが、世界中でも一般的な考え方です。

BMIは簡単で便利な算出法ではありますが、やはり一定の限界があります。一つには、先に述べたように筋肉質の人の場合には、健康・健全であっても「体重過剰」の範疇に入ることがあるからです。反対に老齢者などで、体脂肪率が高いにもかかわらず、筋肉が

体格指数 (BMI) Body Mass Index

$$BMI = 体重(kg) \div [身長 \times 身長 (m)]$$

BMI 22 ……………… 標準
（正常範囲 BMI 18.5 − 24.9）
BMI 25 − 29.9 ……… 体重過剰
BMI 30 以上 ………… 肥満

上記から導かれる標準体重は、

$$標準体重 = 身長(m) \times 身長(m) \times 22$$

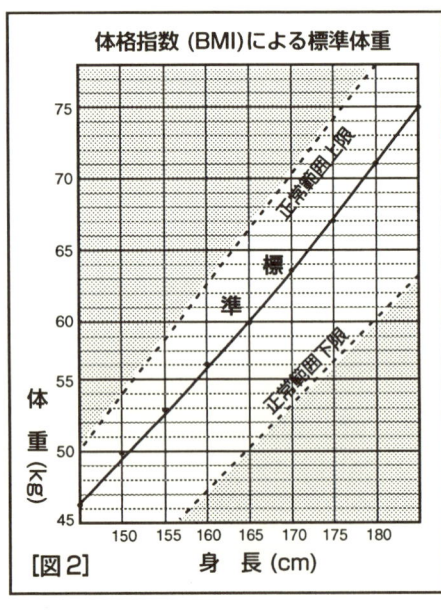

[図2] 体格指数(BMI)による標準体重

落ちて体重が減少し、そのために「健康体重」の領域に収まってしまうことがあります。したがって、こうした標準体重は多数の人間についての傾向をモニターするガイドラインとしては有効ですが、これを一人ひとりの人の健康状態の診断に使うことはできません。あくまでも、一応の目安であると考えるべきものです。統計的な標準を個々人にあてはめて、一喜一憂するのは愚かなことでしょう。

本当にダイエットは必要？

　ダイエットを心掛けている人に水を差すようで申し訳けありませんが、何はともあれ、まずは「体格指標表」（表1）を見てください。標準体重がBMI 22であることは前に触れたとおりですが、

[表1]

体格指標表（Body Mass Index Table）

BMI 身長(cm)	18	19	20	21	22	23	24	25 — 29	30 以上
	羸痩	正常範囲（BMI 18.5−24.9/標準値：22）[小数点以下四捨五入] 体重(kg)						体重過剰	肥満
140	35	37	39	41	43	45	47	49 — 57	59<
145	38	40	42	44	46	48	50	53 — 61	63<
150	41	43	45	47	50	52	54	56 — 65	68<
155	43	46	48	50	53	55	58	60 — 70	72<
160	46	49	51	54	56	59	61	64 — 74	77<
165	49	52	54	57	60	63	65	68 — 79	82<
170	52	55	58	61	64	66	69	72 — 84	87<
175	55	58	61	64	67	70	73	77 — 89	92<
180	58	62	65	68	71	75	78	81 — 94	97<
185	62	65	68	72	75	79	82	86 — 99	103<
190	65	69	72	76	79	83	87	90 — 105	108<
195	68	72	76	80	84	87	91	95 — 110	114<

(*) BMI 18.5 以下は痩（るいそう）underweight に属す。BMI 40 超は日常生活に支障をきたすため［超肥満］extreme obesity という。

この「標準」は何万人もの人を調べて得られる統計的な平均値を意味しています。したがって、「標準＝理想」ではありません。「標準」を中心にその前後にバラついた分布を示すのが自然の姿なのです。「ほっそりした人」から「ふくよかな人」まで、色々な体格の人がいて当然です。これを算術的に単純に平均したものを便宜的に「標準」としたに過ぎません。「標準」ということば、すなわち統計的算術平均の呪縛にかかってしまわないようにすべきです。すべての生き物には、個体差があるのが当たり前だからです。正常値の中ほどあたりが、均して見たときの標準であるにすぎないのです。
　体格指標表で分かるように、「正常範囲」は思いのほか広いことを認識しましょう。例えば、身長 160 cm の人なら、体重が 49 kg でも正常ですし、61 kg でも異常だとはみなされません。その差は 12 kg にも達します。ですから、BMI 22 は決して「あなた個人にとっても理想的な値」であるとは言えません。
　実際に、すぐにでも減量に心掛ける必要があるのは、BMI 25 以上の体重過剰・肥満に属する人に限られているのです。
　あなたにとって、本当に減量が必要ですか？　平均的な方々にとっては、減量よりも先に心掛けるべき点があるのです。
　突然死する人が、すべて太っているとは言えません。体重過剰が原因で、直ちにガンになるとは限りません。むしろ、さまざまな生活習慣病（旧称「成人病」）に罹り、苦しみ、死んで行く人の大半が、体格が正常範囲にある人たちです。まず、この事実を直視してください。
　以下、その点についても考えることとしましょう。

第4章　ご腸内の皆さま

同窓会ショック

　ある小学校の同窓会の話（実話）があります。還暦を迎えた同窓生が、卒業後初めての同窓会を開きました。50有余年ぶりのことですから、同級生の顔と名前がなかなか一致しません。すでに老成した感のあるA君が、「君は何組だった？」と、いまだに若やいだ風貌のB君に尋ねました。B君が「ぼくは2組でした」と答えると、「ぼくも2組だったけど、君のことは記憶にない」とA君。「ぼくは2組の担任だよ」。「エッ、先生ですか?!」とA君は絶句したのでした。

　クラス担任であった先生は、当時いくら若かったとはいえ、生徒とは少なくとも10歳以上は年上であったはずです。ことさら大病を患わなくても、50年の間に風貌に逆転現象が起こることがあるのです。これをどう考えたらよいのでしょうか。

腸年齢

　簡単に言えば、人間の消化器は、口から肛門までが1本の管（くだ）でできています。末端には全長が7〜8メートルもの腸（小腸と大腸）があります（そのうち大腸は約1.5メートル）。日本人の場合、身長の4〜5倍に達する長さの腸をもっていることになりますが、肉食民族である西欧人の腸はそれほど長くありません。歴史的に植物性食品を主体としてきた日本人は、ことさら長い腸を必要としたのです。

　学校では、消化器のそれぞれが、むつかしい名前の消化液、ないしは酵素を分泌して消化を促進すると教えられました。消化というプロセスは、それだけで完結するものなのでしょうか？

19

特に消化器の末端である腸は、バイオの世界です。ここには100種類、10兆個（文献によっては100兆個）もの細菌が住み着いて、微生物でなければ果たし得ない、最後の重要な処理を行うよう仕組まれています。化学的機能を果す「消化液」と生化学的なプロセスを営む腸内菌の働きがあって消化が完結していると言えます。
　もしも、この「バイオテクノロジー工場」が、何らかの理由で機能不全に陥ったら、腸内異常発酵といった危険な現象を生みだし、老化・万病のもとである活性酸素が腸壁から血管に流れ込みますし、極端な場合は、タンパク性アミンが突然死を招きます。
　大腸内での出来事（腸内異常発酵）は、外からは見えません。しかし、**異常発酵のせいで、着実に老化が進行することが判明してきました。実年齢よりも、腸年齢が先に進んでしまうわけです。**実年齢とは関係なく、風貌に差を生じさせる最大の原因は腸の状態にあるとしても過言ではありません。

腸内フローラ

　もともと「フローラ」floraとは、特定の地域に成育する固有植物の全体、すなわち「植物相」の意味で使われたことばです（日本の文献では、フローラが「お花畑」の意味だとしているものが見受けられますが、どこからこんな誤解が生れたのでしょうか。フローラは、単に花だけではなく、すべての植物種を包含していうことばです）。生物学ではこれを転用して、「細菌叢」「細菌相」、つまり一定の秩序を維持して住み分けしている細菌集団（群）を指す用語として使っています。したがって、腸内フローラ（以下「腸内菌叢」）とは、腸内菌の棲息分布相をいいます。これに対して、特定の地域・環境内に棲息する動物群の総体をフォーナFauna（Faunus）といいます。フローラ、フォーナはともに、ローマ神話の女神で、前者は花と春、後者は動物・収穫を守る田野の神です。

[表2] 腸内細菌の大別と細菌の形態による分類

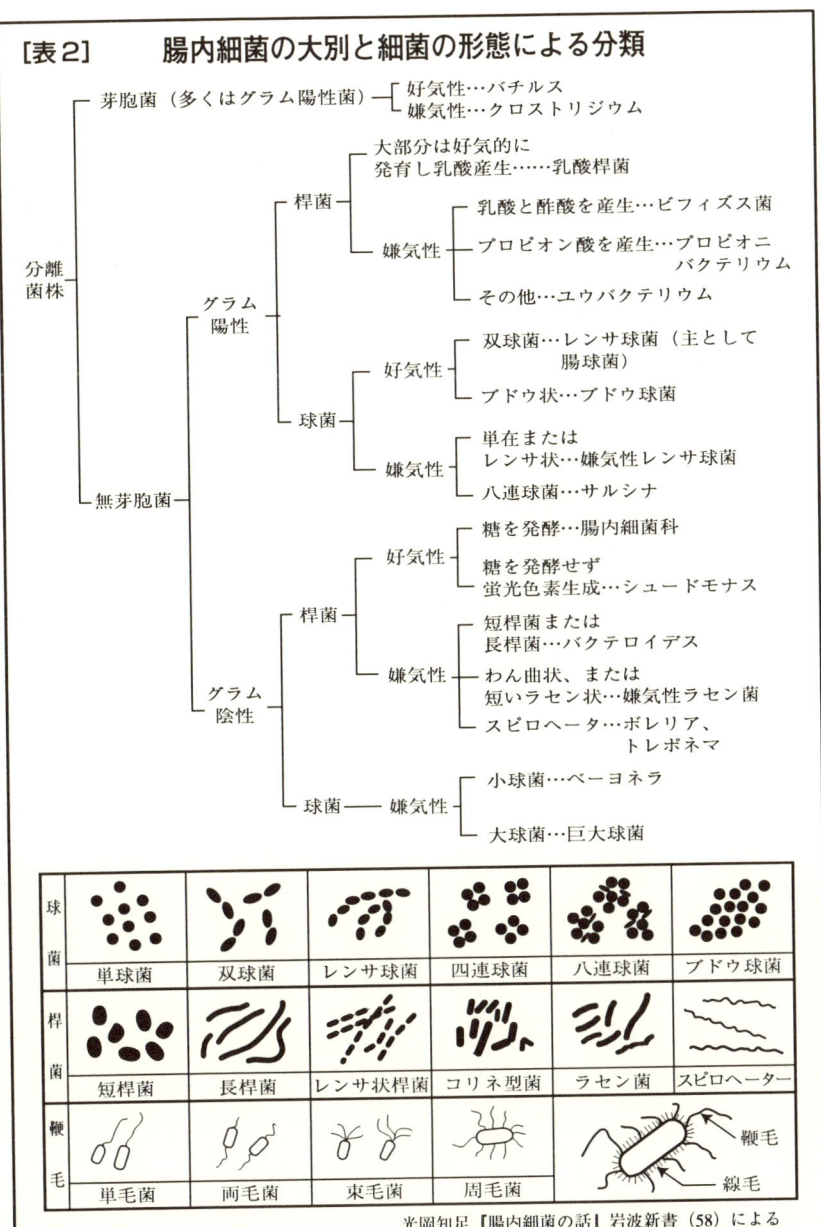

光岡知足『腸内細菌の話』岩波新書 (58) による

100種類にも及ぶ腸内菌には、ビフィズス菌（乳酸菌）に代表される「善玉菌」、ウェルシュ菌などを筆頭とする「悪玉菌」、さらには条件次第で善玉にも、悪玉にも転ぶ「日和見菌」があって、これが腸内フローラを形成しています（図3）。

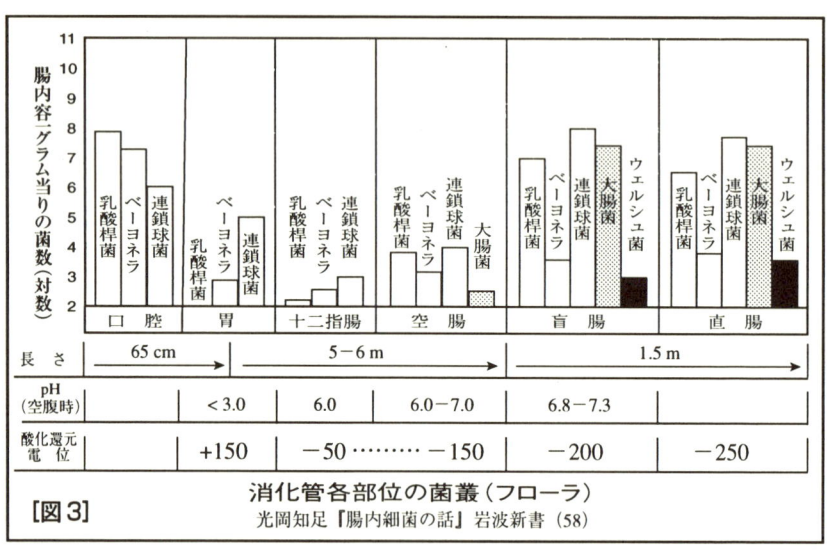

[図3] 消化管各部位の菌叢（フローラ）
光岡知足『腸内細菌の話』岩波新書 (58)

　腸内に常在する生きた細菌は、大腸だけでも腸内容1グラム当り数千億（100種）だといわれています。そこで健康な成人の糞便を調べてみると、糞便1グラムあたり3千億〜5千億個の細菌が数えられます。すなわち、これを計算すると、糞便全体の1/3から1/4までが細菌の塊だということになります。信じ難いことには、糞便のほとんどが細菌でできているとも言えるのです。私たち一人ひとりが、毎日何個の細菌を排泄しているのでしょうか。何兆個という単位であることは間違いありません。まさに、人間の消化器は「一大バイオ工場」であることが分かります。
　乳酸菌群が優勢で、フローラ全体をリードする状態であれば理想的ですが、反対に悪玉菌がはびこる状態になると最悪です。便秘や

下痢がその初期症状ですが、放置すると諸病が連鎖的に発生する危険があります。腸の乱調が、老化や病気の始まりです。

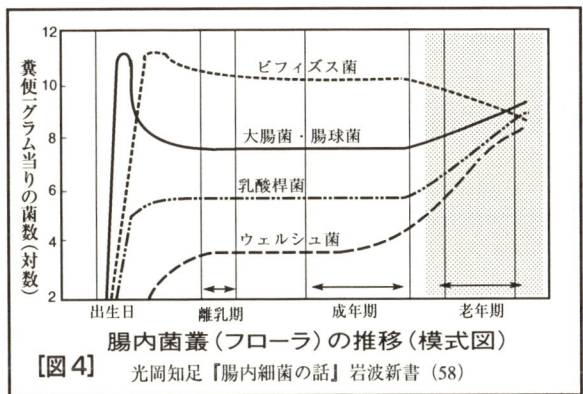
腸内菌叢（フローラ）の推移（模式図）
[図4]
光岡知足『腸内細菌の話』岩波新書（58）

老化が始まると、腸内菌叢のバランスが崩れ始めます。ビフィズス菌が減少したり、消滅すると同時に、ウェルシュ菌など、腸内で有害物質を作る菌叢が優勢になります。

図4は、人の一生涯にわたる腸内菌叢の推移を模式的に示しています。図の右端の「老年期」の部分では、ビフィズス菌が減少し、ウェルシュ菌その他が優勢になっていることが分かります。何歳で腸内にこういう老年期型の菌叢状態が現われるかで、実年齢とは関係なく、その人の腸年齢が決まって行きます。ですから、老化を遅らせるには、腸内菌叢を「成年期」の状態に保つことが秘訣となるのです。

メチニコフ

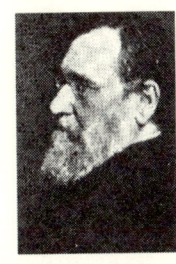

腸内細菌が老化現象と関係があるという考え方自体は新しいものではありません。約100年前の20世紀の初頭、ノーベル生物学賞受賞者である、ロシアの生物学者メチニコフ（1845-1916）は、老化を「腸内腐敗菌が作り出す毒素による慢性中毒」であるとし、「腸内腐敗を防ぐことができれば、早老が阻止できる」と考えました。ヨーグルトを常食するブルガリアに、

百歳を超える長寿の人が多いことから、ヨーグルト中の乳酸菌（ブルガリア菌）が、腸内腐敗菌を排除して、腸内腐敗を防止しているとしました（「メチニコフの不老長寿説」）。ところが、メチニコフが信じていたヨーグルトの乳酸菌「ブルガリア菌」が、腸内には棲みつかないことが後に証明されたため、この学説は一時忘れ去られることになります。しかし、ようやく近年になって、乳幼児から成人に至るまで、ヒトの腸内で重要なのは乳酸菌の中の「ビフィズス菌」であることが判明し、現在ではさまざまなヨーグルトや乳酸菌飲料が市販されていることはご存じのとおりです。その意味では、メチニコフの直感も、基本的には正しいものであったと言えます。

東京大学の光岡知足教授は、その著書『腸内細菌の話』の中でこう述べておられます（巻末参考文献参照）。

- **乳酸菌のはたらきによってつくられ放出された物質（発酵生成物）の効果**＝乳酸菌によってつくられた乳酸は、胃酸の分泌を軽減し、腸蠕動を刺激し、腸内腐敗防止に役立つといわれています。生成された乳酸の一部は牛乳中のカルシウムと化合して乳酸カルシウムとなって吸収しやすくなり、タンパク質の一部は、ペプトンやペプチドまでに消化されていますから利用されやすくなり、これが肝機能を高め、腸分泌をうながします。
- **乳酸菌の菌体成分の効果**＝乳酸菌が胃酸や胆汁で死滅したとき、あるいは殺菌乳酸飲料として摂取したときに考えられることで、死菌から遊離された菌体成分が吸収されて、生体の免疫機能を刺激して感染やガンに対する抵抗力を高めたり、肝機能を促進することが考えられますし、腸内の有害物質の無毒化に関係するかもしれません。

逆に言えば、老化、疾病、その他の理由で生理機能が衰えると、

それが腸内菌叢のバランスを破壊し、ビフィズス菌が減少したり、消滅するのに呼応するように、腸内で有害物質を作りだすウェルシュ菌やプロテウス菌が増殖することになります。これが生理全体にさらに悪影響を及ぼすのです。

横田学説が解く「突然死」

　横田良助氏（医学博士・故人）とその子息横田貴史氏（薬学博士）の親子二代にわたる研究から明らかになった恐るべき事実に触れておきましょう。昨日までは元気に働いていた人を襲う、いわゆる突然死、特に心臓発作と脳卒中の原因を横田学説は次のように解き明かしています。

　何らかの理由で、食物の消化が適正に進行しない場合、腸内では食物が腐敗・発酵します。腐敗の度合いが高まると、悪臭を伴った強い酸性物質とガスが大量に生れます。この酸性腐敗便は、pHが3.0を下回るような強酸性状態になることも稀ではありませんが、こういう状態になると、さらに腐敗がとどまることなく進みます。すると、食物として摂取したアミノ酸（タンパク質の構成物）が、大腸菌などの腐敗菌の酵素の働きで「アミン」と呼ばれる物質に変質します（このタンパク性アミンは、血管収縮作用、痙攣作用、組織損傷作用をもつ「猛毒」であることは良く知られています）。

　腸内でできたタンパク性アミンは、腸壁（特に直腸）から血管に吸収されますが、その後は下記のような流れで、突然死をもたらすのです。

- 強力な血管収縮作用をもつアミンが、血流にのって全身に運ばれ、全身の血管を収縮させる。
- 収縮で細くなった血管に、心臓はフルパワーで血液を送り込むよう働くため、その結果「超高血圧」状態となる。
- この段階で、(1)すでに心臓が弱っている人の場合、もはや心臓に

はさらに血液を送り出すだけの余力はなく、拍動停止、すなわち心臓発作で死に至る。
(2)この状態に至っても、なお心臓が拍動を続けることができる人の場合は、血圧が測定不能となるほどの「超高血圧」となり、壁が薄く、内腔が狭くて長い脳の血管（細動脈）が直ちに破れて「脳卒中」を起こす。

　ちなみに、横田博士は消化器の機能に障害を与える二大要因が、カゼと便秘だとしています。博士によれば、カゼは確実に消化能力を低下させますが、食欲がないのに無理に食べる必要はなく、むしろ弱った胃腸を休息させるよう心掛けた方が賢明だといいます。ところが一方の便秘の方は、一刻の猶予もないと考えるべきで、速やかに酸性腐敗便の排泄に努力するよう心掛ける必要があると警告されています。理由については後段で採り上げますが、この横田学説からも、腸内環境を調えるためのすべての基本は、やはり「良い水」を大量に摂取することにあることが分るのです。

腸は「小さな脳」

　人間の脳は複雑で高級な器官です。それに比べて、腸は単純な器官のように思えるかも知れません。ところが、腸の働きをよく知る研究者たちの間では、「腸は小さな脳である」とさえ言われているといいます。「腸は非常に困難な課題に独自の智恵でとり組んで、実にみごとにそれを処理しているのだ」「腸には鋭敏な化学センサー（レセプター）がひそんでいて、内容物の化学的情報 ―刺激と言ってもいい― を受けとる。そしてこの刺激が、なんらかの手続きで、腸の壁自身や、腸から離れて存在する消化器官（胃、膵臓、肝臓、胆嚢など）に伝えられて、適切な反応を引き起こすのである」とある専門家は述べておられます（藤田恒夫）。

腸は脳からの指令とは無関係に、内容物の化学的、機械的情報を検出して、適切な対応をとり続ける機能を備えているのです（腸の自動能）。栄養吸収、解毒、体内物質の生成など、まさに複雑で多忙な働きぶりです。さらには、例えば断食が一定期間以上を過ぎると、腸内菌叢を変化させて、空中窒素を固定し、タンパクの合成が可能となるようなラインナップに編成しなおす（第5章参照）のだとしたら、まさに腸は「考える力」をもっているとしか言いようがありません。まさに「腸能力」です。残念なのは、当の私たちには自分の腸が、いま何を考えているのかが察知できないことです。

腸内菌の働き

　腸内異常発酵が、突然死の原因ともなることを先に述べました。また、腸内菌叢が正常であることが、如何に重要であるかを思い知らされるのが、何らかの理由で、抗生物質が投与されたときです。抗生物質が腸内菌叢を攪乱するからです。極端な場合、抗生物質は腸内菌をごっそりと入れ替えてしまい、通常ならば病原性をほとんどもたない細菌（ブドウ球菌、緑膿菌、カビなど）が、体の至るところで増殖するため、発熱、嘔吐、腹痛、下痢、ビタミン欠乏を起こします。ですから、このことからも菌叢が正常であることが生理の基本であることがよく分かります。

　数多くの腸内細菌の働きのうち、確認されているものだけを挙げましょう。

- **消化分解**　食物中のセルローズなど、繊維質の一部は、腸内細菌によって分解（その結果、乳酸、酪酸、メタン、炭酸ガス、水素ガスなどに変わる）。
- **ビタミン合成**　葉酸、ビタミンB_1、ビタミンKなどを合成。
- **免疫刺激**　ビフィズス菌が減少すると、免疫能の刺激が弱体化す

る。あるいはウェルシュ菌の生成する毒素が、免疫を抑制する作用をしている可能性がある。乳酸菌が胃酸や胆汁で死に、死菌から遊離された菌体成分が吸収されて、生体の免疫機能を刺激して感染やガンに対する抵抗力を高めたり、肝機能を促進していると考えられる。

- **外来菌の増殖阻止**　腸内の常在菌が、各種病原菌の腸内感染を防いでいる。
- **コレステロール**　ビフィズス菌、その他がコレステロールを変換する。
- **毒性物質の解毒**　大腸菌、乳酸棹菌、ビフィズス菌その他が、ニトロソアミンなどの毒性物質を無毒化している。
- **腸内腐敗防止**　乳酸菌によってつくられた乳酸は、胃酸の分泌を軽減し、腸蠕動を刺激し、腸内腐敗防止に役立つ。
- **カルシウム吸収**　生成された乳酸の一部は牛乳中のカルシウムと化合して乳酸カルシウムとなって、カルシウム吸収を助ける。
- **肝機能の向上**　腸内細菌により、タンパク質の一部が、ペプトンやペプチドにまで消化され、利用されやすくなり、肝機能を高め、腸分泌をうながす。

　逆に言えば、老化、疾病、その他の理由で生理機能が衰えると、それが腸内菌叢のバランスを破壊し、ビフィズス菌が減少したり、消滅しますが、これに呼応するように、腸内で有害物質を作りだすウェルシュ菌やプロテウス菌が増殖することになります。これが生理全体にさらに悪影響を及ぼすのです。
　こうして見ると、腸内菌叢（フローラ）は、単なる微生物の集団ではなく、動物の「**消化器官の中の組織化された消化器群団**」と考える方が当を得ていることが分かります。

自己診断の目安

　健康な人が、毎日直腸から放屁(おなら)として出すガスの量は、400～2000 ml にも達するとされます。放屁の成分が窒素、酸素、炭酸ガス、水素などの無臭のガスであれば正常ですが、有害菌が腸内物質を分解すると、インドール、アンモニア、スカトール、フェノール、硫化水素などの悪臭ガスを生じます。これは腸内環境が正常ではないということを表わします。

　腸内環境が正常であれば、軽くて、水に浮きやすい糞便となります。腸内細菌が円滑に増殖していれば、それに伴ってガスが発生し、これが糞便中に気泡となって留まるため、膨潤して軽くなるのです。

　善玉菌の活動が活発であれば、腸内の pH が適正値を保ち、胆汁色素（ビリルビン）が黄色に発色します。反対に、黒くて水に浮かない糞便は、善玉菌群による発酵が行われておらず、色素の発色が見られません。特にトイレに残臭が残る人は、早急に善玉菌が優勢な腸内環境に整える必要があります。また、言うまでもなく、便秘症状は一刻も早く改善のための手を打たねばなりません。

　後で登場する奥村崇升氏は、ことあるごとにこう言っています。「母親が赤ちゃんのウンコを見て体調の目安にするように、一般成人でも『水に浮く黄色い便』となるように自己管理が必要ですよ」。そこで次に、そのための第一歩は「アルカリ還元水の生活に切り替える」ことにあるという事実を検証しましょう。

還元水の効能

　神戸市西区押部谷の誠仁会 協和病院の院長で、医学博士の河村宗典氏は、アルカリ還元水の効能の発見という点での先駆者として知られています。アルカリ還元水がさまざまな疾患に効果があることを臨床的に実証されてこられました。先生の基本的なスタンス

は、還元水には自然治癒力（免疫力）を回復させる力があるという点にあります。だから「治療の前に、まず還元水をお飲みなさい」というのが先生の持論です。

　この病院では、あるときを期して、協力してもらえる患者には、1日に2～3リットルの還元水を飲用してもらうことにされました。最初に顕著な変化が現われたのは、病院のトイレでした。内臓疾患患者の便は悪臭が強いため、トイレの悪臭問題は、どこの病院にもほぼ共通の悩みとなっています。ところが、この協和病院では、還元水の飲用が始まって間もなく、患者から「水がうまい。便通がよくなった」などの声が聞かれ始め、それとほぼ同時にトイレの悪臭が消え去りました。

　これはこの病院の多数の患者さんたちによる合同実験であったと言えます。お蔭で還元水が腸内菌叢を正常に戻す働きがあることが、改めて立証されたことになります。

腸への思いやり

　先に触れたように、腸は10兆個（文献によっては100兆個）もの小さな住民を棲まわせています。「ご腸内の皆さま」です。これらの細菌叢（「腸内会」）が、如何に人間にとって重大な存在であるかは、すでに理解できました。

　私たちが起きていようが、眠っていようが、昼夜を問わず、腸はむつかしい課題を黙々とこなしてくれています。

　この事実に接して、誰もが少しでも腸に協力的態度を取るべきことに気付きます。私たちが腸に協力できるとしたら、まず腸内細菌叢を乳酸菌類など、善玉菌が優勢な状態になるよう手助けすることです。

　腸への協力が、まず「よい水」を大量に飲むことに始まることは、もう理解していただけるでしょう。後ほど詳しく解説します

が、水素やマグネシウムが豊富で、酸化還元電位が低く、電子濃度が高く、弱アルカリ性の水を毎日計画的に摂取することが、個々人の健康管理、あるいは体重管理の根本となるのです。「体によい水」は、同時に「おいしい水」でもあることに注目してください。普通の水道水などとは異なり、体によくておいしい水は、飲もうと思えばいくらでも飲めるというのも不思議な点です。ダイエットなどで、意識的に水の摂取が求められる人にとっては、これも一つの朗報でしょう。

　現代人にとって、「よい水」の補給は、適正な食生活による栄養補給、あるいは睡眠時間の確保と並んで、あるいはそれ以上の緊急課題であることを認識しましょう。それは同時に、腸内菌叢（フローラ）への最大の思いやりでもあるのです。

第5章 本質は食生活か？ 水か？

パプア族の謎

　ニューギニアの高地に住むパプア族は、食事の96.4％までがサツマイモで、魚や獣肉はほとんど摂りません。したがって、常識からすると、いつも完全なタンパク質欠乏状態にあるわけですが、現実には健康状態はよく、筋骨たくましい体格をしていて、よく働きます。一日の食事から摂取される窒素は平均約2％にすぎません（タンパク質に換算して10-15 g）。ところが、糞便と尿から排泄される総窒素量は、その2倍にも達しています。この半分の量の窒素はどこから来るのでしょう。

　日本の禅寺のお坊さんたちの食事内容が、極めてタンパク質に乏しいものであることはよくご存知でしょう。さらに、ヒマラヤの聖者と呼ばれる人たちは、水しか飲まないという話もよく聞かれます。日本流に言えば、カスミを食べて生きている仙人です。

　パプア族の糞便を調べたオーストラリアの研究者たちは、窒素ガス（空気の成分）からタンパク質を合成（空中窒素固定）する細菌を検出しています。窒素固定菌によって作られる菌体タンパクが、腸で消化吸収されているものと考えられます。

　禅宗のお坊さんの場合も、特定の腸内細菌によって空気中の窒素（カスミ）が固定されているのかも知れません。あるいは、食べ物の中にあるタンパク質以外の窒素化合物（アンモニヤや硝酸塩）からタンパク質が合成され、それが消化吸収されるのかも知れません。断食修業に入ると、3日目にチョコレート状の便が出ますが、禅ではこれをもって、一つの「ヤマ場」を越えて「悟り」の境地に入ったというそうです。このときに、腸内細菌叢の相が大転換し

て、カスミからタンパク質を作る細菌が登場するのだと考えられないでしょうか。

タンパク質を食物として摂らなければ生きてはいけないという、これまでの栄養学上の定説があやしくなっています。腸内の細菌叢の構成如何では、断食を続けても体内でタンパク合成が行われると見るべきでしょう。まるで、腸には思考能力があるかのようで、腸の超能力と言った人がいるほどです。

長寿国の食生活

ところで、今やあまりにも有名になったヒマラヤの王国「フンザ」ですが、ここでの食生活を調査した結果が次表です。アメリカ人と比較すると、食生活の実質に極めて大きな差異があることが分かります（A・リーフ『世界の長寿村』女子栄養大学出版部）。

[表3] 食生活の比較（フンザと米国）

フンザ（平均55歳の住民）	米国（55-64歳の男性）
カロリー：平均 1,923 cal	カロリー：平均 2,422 cal
タンパク質：50 g	タンパク質：98 g
脂質：35 g	脂質：121 g
－	糖質：227 g
（主食）小麦、大麦、きび、豆類 （野菜）トマト、チリ、とうがらし、なす、ひょうたん、など （冬季）じゃがいも、かぶ、上記野菜の乾燥品、果物、アーモンドなど	

基本的に菜食であるフンザ人とアメリカ人とを比較すると、カロリー、タンパク質、脂質に著しい差が見られます。ですから、古くから栄養学者たちはフンザにおける長寿の秘密が、当然食生活にあるものと考えてしまいました。しかし、食生活をフンザ並みに変えると、誰もが100歳を超える寿命が得られるのでしょうか。残念ながら、食物の内容を変えるだけでは、寿命を伸ばすことが不可能であることが判明し、この仮説は否定されました。実は別の重要な要件があったのです。

生活習慣病などは全く見られず、100歳で子供を得る例も稀では

なく、150歳前後の寿命が普通であるというフンザ人の秘密に、別の切り口から挑んだのが、コアンダ博士とその遺志を継いだ P. フラナガン博士であることは良く知られています。先に結論を言えば、コアンダ博士とフラナガン博士は、食べ物以外の別の要件、すなわち「水」にその秘密があることを立証したのです。

　コーカサス地方の長寿地域では、フンザとは異なり、牛乳、野菜、肉、果物などを摂り、必ずしも低カロリー、低コレステロール食だとは言えないことからも、何を食べるかは、決定的な要因ではないことが分かります。

アンリ・コアンダ

　ルーマニア生れのフランスの科学者で、「流動力学の父」とされているアンリ・コアンダ Henri M. Coanda (1885-1972) は、人間が完全な健康状態を保ちつつ、百歳以上の寿命を維持している特異な地域が世界に6ヶ所あることを知り、自分自身でそのすべてを訪ねています。すなわち、フンザ（現パキスタン領）、ゲオルギエフスク郡（ロシア）、外モンゴルの渓谷地、ビラカバンバス渓谷（エクアドル）、ペルーの渓谷地の6ヶ所です。いずれの地域でも、住民たちは自分たちの健康と長寿は、共通してその土地の「水」にあると考えていることを知るに至ります。長い調査研究の末、コアンダ博士は「水が身体そのものをつくる」という結論に達しました。これら6ヶ所の水を凍らせて雪の結晶を作ると、普通の水の結晶に比べて、雪片の寿命が異常に長いことから、この種の特異水と住民の寿命とが直接的な関係をもつことを確認し、水の特性が長寿の根本原因であることまでを突きとめたのです。

　85歳に達したコアンダは、自分の余命を悟ったからか、こうした「不老の水」を自ら再現することを諦め、当時「発明の神童」として知られていた18歳の米国の少年、パトリック・フラナガン

(1953-) に、不老長寿の水、とりわけ「フンザ水」の再現を託したのでした（1970年）。コアンダは祖国ルーマニアで、ルーマニア科学アカデミー総裁に就任しますが、フラナガンに研究継続を委託した2年後に亡くなります。

パトリック・フラナガン

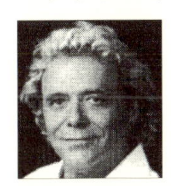

アメリカ政府は、フラナガンの最初の発明品である「誘導ミサイル検知装置」の内容を知るや否や、これを国家の最高機密として封印してしまいます。これはフラナガンが11歳か12歳の時の出来事でした。日本で言えば、小学生の少年の発明をペンタゴンが取り上げてしまったことになります。以来、フラナガン少年は、十代でNASAの研究チームに加わり、数々のプロジェクトに参画するなどの経歴を経ますが、これまでに300を超える発明品を開発しています。その間、終始並行してコアンダ博士から引き継いだ「水」の研究に30年にわたり取り組み、中間的に開発された諸製品を経て、最終的に「マイクロハイドリン」という商標の製品（カプセル錠）に到達しました（販売経路によっては、「メガハイドリン」の商標による）。

フンザからアメリカへ運ばれた「フンザ水」の特性を分析した結果、シリカの結晶が水中に存在し、これがマイナスに帯電した水素イオン（H^-）を保持していることを確認しました。この成分は専門的には「水素化シリカ」と呼ばれています。

ですから、マイクロハイドリンは、要するに水素化珪素（シリカ）を基材とする製品ですが、フラナガンはこれをもって「フンザ水」が完全に再現できたとしています。つまり、これがヒマラヤの氷河から流れ下るミネラルに富んだ濁った水と同じものであり、これによってコアンダ博士から受け継いだ研究を完成させたと考えているようです。

水素とATP

　私たちの体を構成している細胞の中にある「ミトコンドリア」という部分で、食物（炭水化物・脂肪など）に含まれている「水素」を酸化させて"ATP"（アデノシン3燐酸）という分子構造が作り出されています。ATPには、水素の燃焼（酸化）でできたエネルギーが、あたかも蓄電池のように蓄えられているのです。ATPには、その名のとおり燐が3つ含まれていますが、2番目と3番目の燐の分子結合が、水によって切断されることによってエネルギーが放出されます（ATP 約500㌘あたり 8 kcal）。全身50兆個の細胞の一つひとつが、毎秒ごとに一千万個のATP分子を消費し、同時にこれを再び作りだしているのです。この巨大なエネルギー発生（ATP産生）こそが、人体細胞の基本的機能だと言っても過言ではありません。人が生きていくためのエネルギー（基礎代謝量）は、こうして確保されています（成人男性一日あたり 1600 kcal）。もちろん、ATP産生なくしては、細胞修復、タンパク質、酵素、ホルモン、神経伝達物質の合成は行われません。DNAの修復や細胞再生も停止してしまいます。思考や五感を通じて外界を感知する能力も失われてしまいます。

　人間は歳とともに、細胞エネルギーを作りだす能力に衰えを示し始めます。「老化に伴う変化は、フリーラジカル（活性酸素）によって引き起こされるが、最初にそれが始まる場所がミトコンドリアであるため、ミトコンドリアが受ける損傷の割合が、われわれの寿命を決定する」というのが、現在のところ最も有力な老化現象の理論です。酸素は生命にとって不可欠であるとは言いながら、呼吸活動そのものがフリーラジカルを作りだします。小さなエネルギー工場であるミトコンドリアが、体内で産生される酸化物質の製造拠点ですが、酸化剤を作りだすミトコンドリア自体が、あるいはATP産生の部位であるミトコンドリアの内膜が、同じ酸化物質によって

損傷されるのですから困惑させられてしまいます。こうしてミトコンドリアが細胞が必要とするエネルギーを供給し得なくなると、老化の兆候、例えば記憶減退、聴覚・視覚の能力低下、スタミナ減退を招くことになります。

　酸化物質はDNAをも損傷します。ヒドロキシル・ラジカルは、DNAの螺旋を破壊しますが、細胞はその損傷を修復することができないため、死滅してしまいます。**体内の大半の細胞は、正常に機能できなくなると「自己破壊」する**からです。本来なら、人体には損傷を受けた細胞を補正したり、これを除去したりするメカニズムが備っているのですが、加齢、あるいは細胞のエネルギー産生の衰えに伴って、修復・補正能力が著しく低下します。DNAに生じた異常（エラー）が修復されずにおかれると、これがそのまま分裂した細胞にまで持ち越されてしまいます。やがて、こうした異常が蓄積し、知らぬ間に細胞が変性し、諸器官に生じたアンバランスが表面化するまで気がつかないままで過ごすということになります。

　ここで重要な点は、**命の大元である膨大な量のATPを作りだすのに必要なエネルギー源は水素である**ということ、とりわけ有効なのは、マイナス水素イオン（H^-）がもっている「電子e^-」だということにあります。例えばフンザ水が、強力な電子付与能力を備えていることは明らかです。フンザ水は普通の水に比べて、表面張力が相当に低い値を示すことから判断して、酸化還元電位がそれなりに低いのです。電位が低ければ、それだけ多量の水素を含むと言えます。

活性水素

　この宇宙で最も簡単な構成をもつ水素原子は、原子核内のプラスに帯電した陽子が一つ、核の周りの軌道を回るマイナス帯電の電子が一つという構造です。プラスの陽子とマイナスの電子でできてい

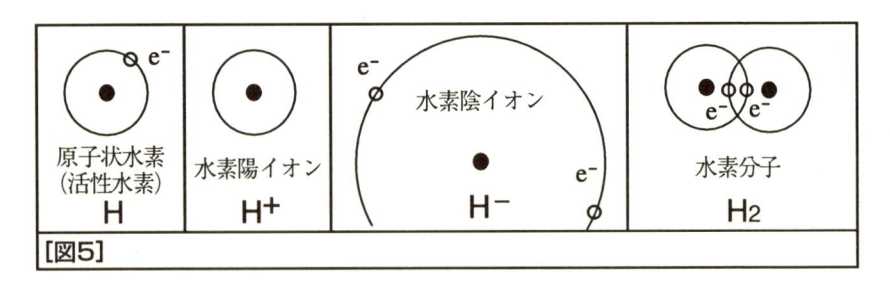

[図5]
原子状水素（活性水素）H ／ 水素陽イオン H⁺ ／ 水素陰イオン H⁻ ／ 水素分子 H₂

るため、原子全体としては中性です。

　もしも、何らかの理由で水素原子から電子が奪われたとき、プラスの陽子だけが取り残された存在になります。この状態をプラス水素イオンと言います。反対に水素原子が余分にもう一つ電子をもらって、都合２つの電子をもつと、原子全体としてはマイナス電荷を帯びますが、これをマイナス水素イオン（H⁻）と呼びます。本来、中性であるはずの原子が、一つ余分に電子をもっているため非常に不安定な状態であると言えます。言い換えれば「余分な電子を早くどこかに与えてしまいたい」という状態です。

　余分な電子がなくなると、水素原子（H）そのものに戻りますが、実はこの状態でも、やはりまだ不安定なのです。不安定であるということを言い換えれば「活性」があるということになります。[H]を**「活性水素」**というのはそういう理由からです。ですから、もう一つの水素原子と結び付いて水素分子（H₂）となり、いち早く安定状態に移ろうとします（電子のスピンの方向、つまり回転方向が互いに反対のもの同士が結び付いて安定する）。

　二重盲検法によるテストによると、マイクロハイドリンを服用すると、強力な抗酸化剤として機能し、最も危険なフリーラジカル（活性酸素）であるヒドロキシル・ラジカルやスーパーオキサイド・ラジカルを中和させることが確認されているといいます。つまり、活性水素が、こうした活性酸素を消去（中和）させると考えられます。活性水素が最も強力な抗酸化剤であり、還元物質（電子を

相手に付与することができる物質）であるとされる理由はここにあるのです。

マイクロハイドリンの機能

マイクロハイドリンの機能の一端を知るため、テストをして見ました。試しに水道水１リットルにマイクロハイドリンの１カプセルの内容を投入した結果、グラフに示されたように酸化還元電位（ORP）が急激に降下しました。＋650 mV の原水（大阪市水道水）が、ほとんど瞬間的に、約 1000 mV ほど降下し、４時間ほどの観測中、終始－500 mV 台を維持しています。

また、pH も直ちに pH 10 程度の弱アルカリ性に転じ、時間経過、電位の変化に関係なく、そのまま安定した数値を示していることが分ります。

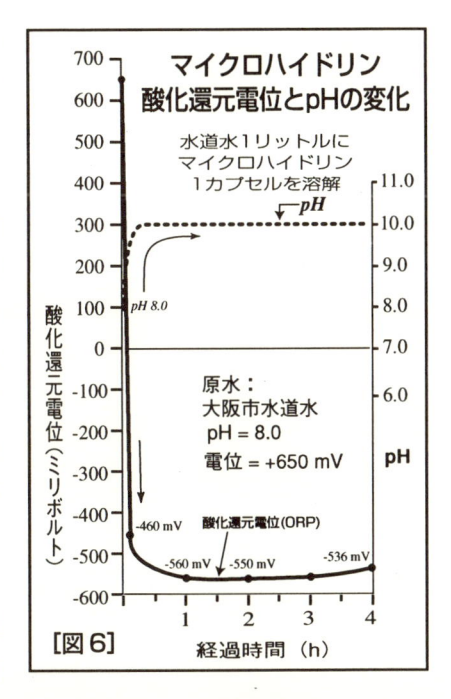

[図6] マイクロハイドリン 酸化還元電位とpHの変化

水道水１リットルに マイクロハイドリン １カプセルを溶解

原水：大阪市水道水 pH = 8.0 電位 = +650 mV

酸化還元電位(ORP)

-460 mV, -560 mV, -550 mV, -536 mV

経過時間（h）

水の電気分解

従来、人工的に水の酸化還元電位を下げ、アルカリ化させるのには、電気分解という方法が用いられてきました。プラス電極（陽極側）では酸素が発生し酸性水、マイナス電極（陰極側）では水素が発生して還元水が生れます。そのうちの還元水が、マイクロハイドリンによる処理水と同じような特性を示します。

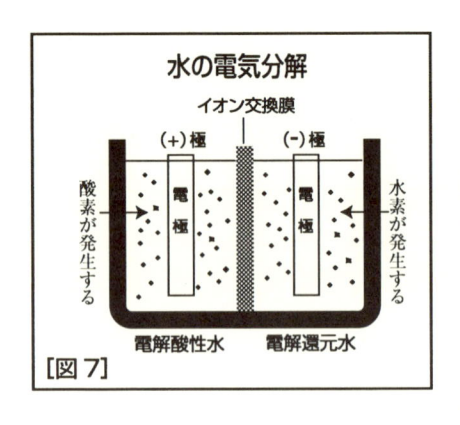

[図7] 水の電気分解
イオン交換膜
(+)極　(−)極
電極
電解酸性水　電解還元水
酸素が発生する
水素が発生する

　電気分解によるアルカリ還元水を飲用することで、腸内の異常発酵を防ぎ、これにより活性酸素の発生を抑制できるという考え方です。事実、厚生労働省（当時厚生省）はすでに1965年（昭和40年）に「**アルカリ還元水は、胃腸内異常発酵、消化不良、慢性下痢、消化不良、制酸に有効**」であることを認め、これを公式に通達の形で公表しています（昭和40年10月8日・薬発第763号 厚生省薬務局長通知）。主としてこれを根拠に、アルカリ還元水の生成装置が、家庭用、病院用に開発され、市販されていることはご承知のとおりです。

　ただし、電気分解方式では、使用される電気エネルギー（電気料金）の問題以外に、酸性側の水の大半は捨てられるという問題があります。水資源の保全の面から、当然これを問題視する意見も見られますし、確かに誰が見ても、これは大きな問題です。

第6章　日本の独創的研究

奥村方式の浮上

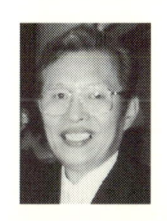

　その昔、熊本市内の水前寺は銘水が湧くことで知られていました。阿蘇の伏流水が湧き水となって噴出していたからです。現地には、伝統のある「水飲み健康会」という集いがあって、会員は毎日集まって湧水を飲んでいました（いまでも、会そのものは存続するが、湧き水はすでに枯渇していて、市営水道水を使っている）。『**病（やまい）治すにゃ薬はいらぬ。治したければ毒を出せ。毒を出すには水を飲め**』というのが、その会の標語、ないしは合言葉となっていたといいます。

　ここで、奇しくもこの水飲み健康会のある水前寺に生れた奥村崇升（そうしょう）（1937-）という人物に登場してもらいましょう。高卒後、海上自衛隊に入隊し、潜水艦「おやしお」「はやしお」に乗務して、艦内で料理長を歴任したため、必然的に栄養学の勉強にも迫られることになります。実はこのときの実務と実経験が、後で大いに役立つことになるのです。9年間の勤務の後、熊本市内の有名料亭の二代目として、大いに経営手腕を振るったのですが、余りにも多忙な生活がたたり、病を得て入退院を約10年間続けるうちに、遂にガンの宣告を受ける羽目になってしまいます。折りしも、バブル経済の崩壊が重なって、手広く展開していた事業も破綻し、借金苦に陥ります。病気と借財とで希望を失い、念頭に自殺がちらつく中、ある著書に触れることにより、人生観に一大転機を迎えることになります。「自分の利益のためにだけ生きてきたことが、今の自分を作っ

ている。これを機に、人さまの役に立つことに人生を捧げよう」と猛省したといいます。人生観に大変化をもたらした著書とは、出口日出麻呂『生きがいの確信』という一冊の本であったそうです。こうして、水の研究に取り組み始めたのが、奥村氏53歳のときのことでした。研究の目的は、子供のときに飲んでいた「おいしい水」、つまり戦前の水前寺の湧き水の再現です。

試行錯誤のうちに

　奥村氏も、前述の電気分解によるアルカリ還元水に注目し、治病目的をも兼ねて、自らこれを飲用するのですが、そのうちに同じような水を、何とかもっと簡単に、もっと廉価に作る方法はないものだろうかということがテーマとなります。全国から各種の鉱石やセラミック類を集めては実験を繰り返した末に、遂にある素材に逢着します。基本的には、それは金属マグネシウムでした。考えて見れば、中学の化学の教科書にもマグネシウムがもつ高い還元力について触れられています。この着眼について、まさに「**コロンブスの卵だ**」と評したのが、水の研究の第一人者の一人、理学博士久保田昌治氏（茨城大学講師）です。久保田博士によれば「マグネシウムと水が反応して水素を発生するというのは、化学の基本中の基本であり、中学の理科の教科書にも載っている周知の事実。あまりにも当たり前すぎて科学者は見逃していたのかもしれません。さらに、従来の化学の常識では熱湯でないとマグネシウムと反応しないとされていて、基礎的であるが故にそこに疑問を持つことさえしなかった。それが常温でも反応することがわかった。わかってみればまったく簡単なことで、難しくはないけれども発想の斬新さがもたらした成果でしょう」というわけです。

　ついでながら、奥村氏がこうしてアルカリ還元水に囲まれながら、連日夢中で研究を続けるうちに、いつの間にかガンが消滅して

しまいました（2003年現在、胃ガンの宣告から15年が経過）。

　私たちは、この奥村氏の到達した処方に「**フォーミュラX**」という仮名を付けることにしました（販売経路によって、あるいは適用用途によって異なった商標が用いられる可能性もあるので、総称としてこの名称を使います）。フォーミュラXとは、粒状マグネシウムと何種類かの天然ミネラル鉱石が、膨大な実験と試行錯誤の末に組み合わされてできたものです。これが用途に応じて、さまざまな形状の容器（カプセル状、シリンダー状など）に入れて商品化されています。小は携帯用のボトルから、1～2㍑のキチンボトル用に始まり、蛇口タイプ、水道の元づけタイプ、店先や公共建築物などでの給水用と展開が見られます。さらに現在では、ディーゼル吸水ポンプ、フィルター、イオン吸着剤などと組み合わせて、例えばプールなどの大量処理の需要にも進出しているようです。水質に恵まれない東南アジアの河川水を処理して、フォーミュラX水（マグハイ・ウォーター）にする装置も輸出され始めています。もちろん、これなどは国内でも例えば災害時（震災など）に、水道の給水が停止した場合にも大きな威力を発揮することは言うまでもありません。また、風呂や洗濯にもその適用用途は広がっています。フォーミュラX水は弱アルカリ性ですから、そのこと自体が、すでに洗浄力があることを示唆しています（石鹸水はアルカリ性）。さらには、後でも述べるように、フォーミュラX水のように、水道水などに比べて低い酸化還元電位をもつ水は、低い表面張力を示します。表面張力が低ければ、それだけ「濡れ」がよくなり、汚れが落ちやすくなることは言うまでもありません。洗剤の量を減らしたり、場合によっては洗剤なしで洗濯ができる可能性があることが分かります。

フォーミュラXの働き

　水道水にフォーミュラXを投じると、たちまち水の物性に変化が現われます。そのうち、酸化還元電位とpHについての変化を示したのが下図です。

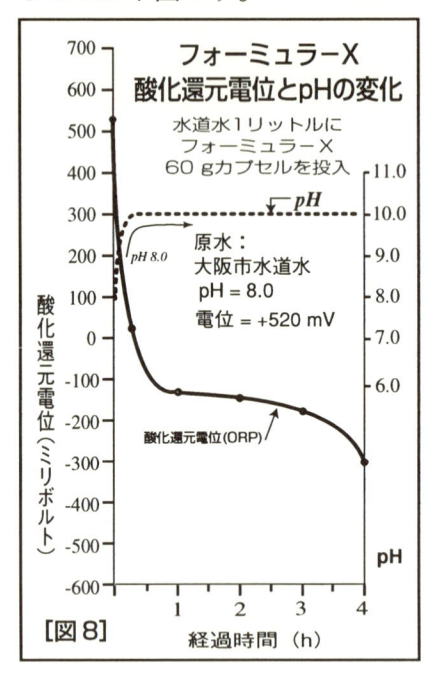

　一見してお分かりでしょうが、先に示したフラナガン博士のマイクロハイドリンと同じような変化が見られる点に注目してください。すなわち、酸化還元電位が急速に低下し、pHが弱アルカリ性（約pH 10）を維持します。さらには、電気分解によるアルカリ還元水も、これと全く同じような特性を示します。マイクロハイドリン、電気分解によるアルカリ還元水、フォーミュラXが、ともに類似の結果を生むという事実に目を向けてほしいのです。

　ところが、一度フォーミュラXを求めておけば、何ヶ月でもアルカリ還元水が家庭で作れることになります。特別な装置は不要で、ペットボトルやジャーがあればこと足りますし、もちろん電気も要りません。電気分解のように、酸性側の水のが捨てられてしまうといった問題もありません。また、マイクロハイドリンのように一錠が数十円もする商品を、一生涯買い続けるといったことも不要になります。

　ちなみに、奥村氏の計算によれば、市販のミネラルウォータは、1リットルあたり100円を超すが、フォーミュラXなら1円以下

（何十銭）で済むといいます。

　したがって、経済性の観点からしても、これは保健用製品のうちでの重大な発明の一つに数えられるべきでしょう。

水が増える現象

　奥村氏があるとき、水の入ったボトルにフォーミュラXを入れて密栓したまま、一晩放置したことがあります。翌朝、起きてみるとボトルが破裂して、テーブルが一面の水びたしになっていました。ボトル内で水が増えて、内圧でボトルが破裂したらしいのです。水が増える理由として、考えられることの一つは、新たにボトル内で水が作られたということです。

　この奇異な現象を説明しようとすると、マイナス水素イオン［H⁻］が水中で発生しているとするのも一つの考え方です。水中では水素原子がさらに余分に電子［e⁻］を受け取り、［H⁻］（ヘリウム型）となっているはずです。このマイナス水素イオンの直径は、通常の水素原子の約3倍ほど（約3オングストローム）の直径をもちますから、普通の水素原子に比べて、電子雲の広がりが大きく、そのため電子が奪い去られる確率の高い状態にあります。このマイナス水素イオンが水中で発生すると、直ちに電離（電子を一つ失う）して、水素原子［H］となります。これが前述の「活性水素」です（原子状水素とか発生期の水素とも呼ばれることがある）。

　活性水素は、その名のとおり、高い活性を有していますから、水中に溶存酸素があれば、結合して水［H_2O］を生じます。これが水が増えることに対する一つの仮説です。

　こうして生れた水素原子の一部は、反対の電子スピンをもつもの同士が結合して水素分子［H_2］となります。

　つまり、フォーミュラXの作用で発生したマイナス水素イオンが、水中の状態次第で水を作ったり、水素ガスとなったりしている

わけです（水素ガスが泡になって出るのが見えることがある）。

また、船井幸雄著『本物時代が幕をあけた』（ビジネス社）によれば、フォーミュラＸで処理された水には、活性水素が存在していることを、九州大学の白畑貴隆教授が確認されているそうです（同氏は九州大学農学部遺伝子工学科教授で、水に含まれる活性水素で活性酸素が消去されることを立証し、発表されている）。

ここで、念のために、教科書などに記載されているマグネシウムと水の反応を示しておきましょう。

$$Mg + 2H_2O = Mg(OH)_2 + H_2 \uparrow$$

上式は水素ガスの発生を簡単に表現していますが、[$H_2 \uparrow$]という結果に至るまでには、その背景として上に述べたような機序を経ていることも考えられます。

ところで、念のために付言すれば、水が体積を増やす理由として考えられるもう一つの仮説に、水分子のクラスター（房状分子集団）が小さくなることによるものというのがあります。フォーミュラＸの作用を受けて、水中の大きなクラスターが小さなクラスターになって分散したとすると、容器内の水の全体としては体積が増加するものと推定されるからです。

執筆者が明確には示されてはいませんが、インターネット上に『水のクラスター──伝搬する誤解──』という論文があり、文中で筆者は「[クラスターが小さくなったとき]それまでネットワーク的にくっついていた水分子がばらばらになるから、[マクロな]体積が増えなければおかしい」としています。水中で何％かのクラスターが小さくなるような現象が起きているのだとしたら、「水が増える」ことの理由として、この仮説も捨て去ることができないかも知れません。ただし、この場合は「水が増える」というよりは、「体

積が増える」という方が正確かも知れません。

　そこで「体積が増える」という現象に注目すると、すなわちこれは表面張力が低下するということに他なりません。実はフォーミュラXで処理すると、酸化還元電位が低下して行きますが、それに伴って表面張力も同時に低下して行きます。表面張力の低下は、密度（比重）の低下を意味し、同時にこれは体積が増大することをも意味します。

　密封容器が破裂した原因は、ここにあるのかも知れません。これがいま私たちが提起できる第3の仮説です（第7章参照）。

　ただし、今のところ、直接的に水分子の変化を見る（観測）手段をもたない私たちにとっては、実際のところは判断がつき兼ねる事柄です。しかし、それでも見かけの上で「水が増える」、あるいは「体積が増える」という現象だけは厳然たる事実なのです。

ハイ・ウォーター

　これまでのところでお分かりのように、結局のところ「フォーミュラX水」がもつ特性の一つに、通常の水道水などとは異なり、「水素」と同時に、定量的表現は困難であるにせよ、若干ながらも「活性水素」が含まれるという点を挙げることができます。つまり、そのことから、これを「含水素水」hydric water と呼ぶことができます。「フォーミュラX水」という代りに、「ハイドリック・ウォーター」、さらにこれを縮めた「ハイ・ウォーター」Hy-Water という名称を造語してはいかがでしょうか。

体内水素

　冒頭で述べたように、私たちの体は「水」でできているとしても誇張ではありません。成人でも身体の約70％が水に他ならないからです。また、私たちは新陳代謝の産物として、体内でも水を作っ

47

ています。先にATPのところで触れたように、細胞内で「水素」を（酸素で）燃焼させ、それによって生れるエネルギーを使って体を動かしているのです（その結果、生れるのが水です）。

　1937年度のノーベル生理学医学賞の受賞者である、ハンガリー生れの米国の生化学者セント・ジェルジ Albert Szent-Györgi von Nagyrapolt (1893-1986) は、動物の体内組織には膨大な量の水素が蓄えられていることを発見しました。器官組織が、それぞれ異なった量の水素を貯蔵（プール）しているのです。貯蔵量の順は次のとおりです。

肝臓→腸→腎臓→心臓→肺臓→脾臓

　肝臓は最大量の水素を蓄えていますが、肝臓こそが最初の防衛線であり、解毒という肝臓の機能を果たすのには大量の抗酸化物質（水素）を必要とすることからも、これはうなずけます。ところで、私たちにとって、次に興味深いのは、水素の貯蔵量では、腸が2番目にくる点です。

　セント・ジェルジは、自著『生ける状態とは』The Living State の中でこう書いています。「ある分子に水素を付与することは、その分子にエネルギーを与えることを意味する。水素原子では、電子と陽子の結合がゆるやかであるため、**水素を与えることは、要するに電子を与えることに他ならない**」。

　生体系の内部では、水素と電子がペアーを組んで移動しています。このコンビがフリーラジカルによって損われようとしているプラス電荷を帯びた細胞に遭遇すると、細胞損傷がそれ以上に進行しないよう、「水素」がフリーラジカルと反応して「中和」させています。

　体内では、このように**水素が究極的な「抗酸化剤」として機能している**のだという事実に、一般の科学者が気付いたのは極く最近のことなのです。

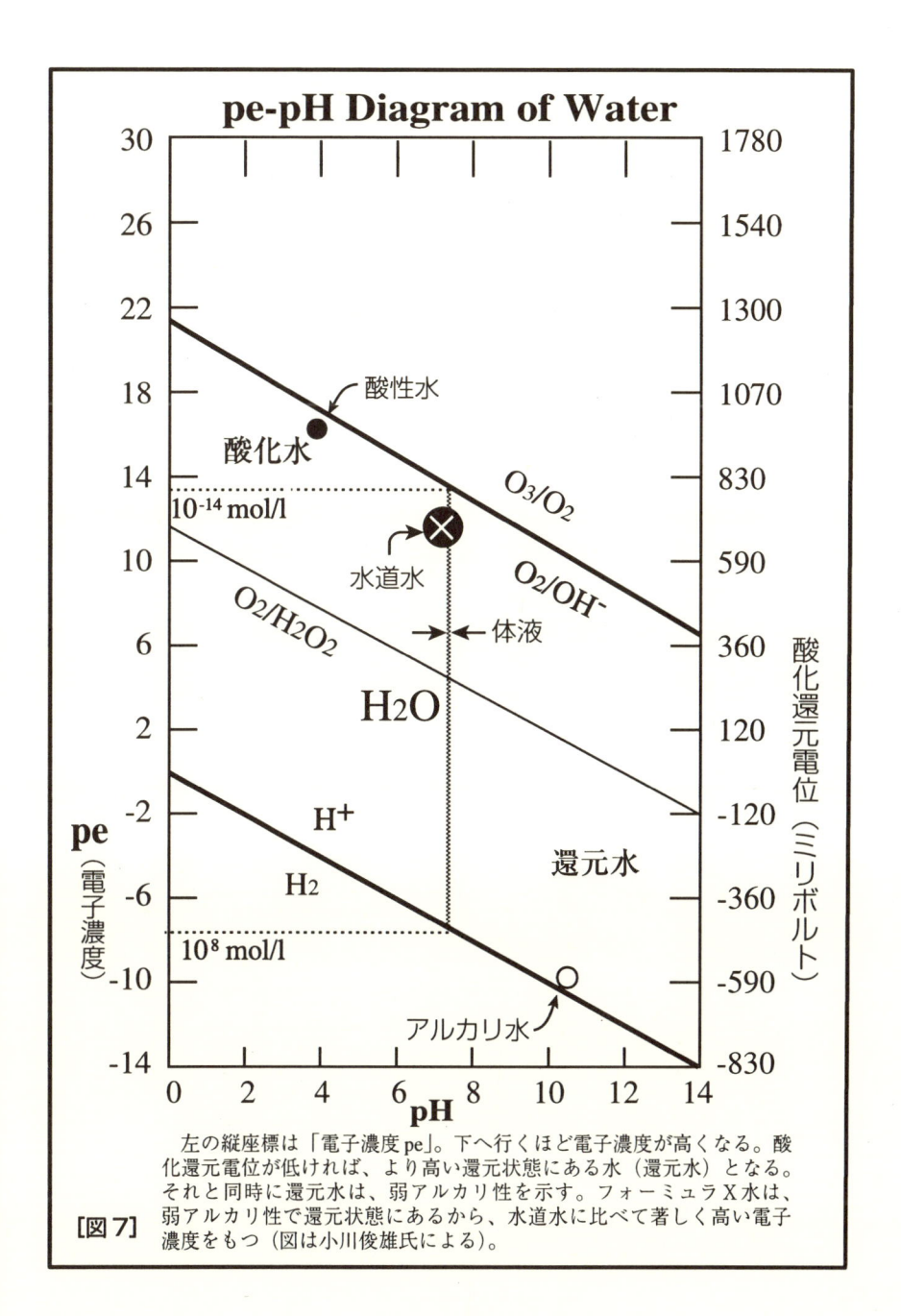

pe-pH Diagram of Water

[図7]

左の縦座標は「電子濃度pe」。下へ行くほど電子濃度が高くなる。酸化還元電位が低ければ、より高い還元状態にある水（還元水）となる。それと同時に還元水は、弱アルカリ性を示す。フォーミュラX水は、弱アルカリ性で還元状態にあるから、水道水に比べて著しく高い電子濃度をもつ（図は小川俊雄氏による）。

電子濃度

　こうなると、私たちの体内で最終的に必要なのは「電子」であることが分かります。その観点から見て、含水素水（ハイ・ウォーター）に電子を付与する力があるのでしょうか。

　前図（pe-pH）を参照してください。詳細は別にして、左の縦座標が電子濃度（下へ行くほど高濃度）、横座標がpH、右の縦座標が酸化還元電位を示します。フォーミュラXによってできるアルカリ還元水は、この図の右下部分の「還元水」の領域に入ります。この領域では、例えば水道水に比べて、桁違いに電子濃度が高いことが分かります。

　セント・ジェルジの言うとおり、「水素を与えることは、電子を与えることに他ならない」のであれば、含水素水とは、すなわち電子の豊富な水だということができます。

　また、この図で明らかなように、酸化還元電位が低いほど、電子濃度が高くなって行きます。ご承知のように、酸化還元電位は比較的簡単に誰にでも測定できますから、水がもつ電位を見て、電子濃度を推定することができるという点でこの図は有用です。

マグネシウム

　世間では「カルシウム不足」が叫ばれています。「カルシウム信仰」とでもいうべき風潮が蔓延しています。骨を分析すると、カルシウムと燐でできています。だから、カルシウムを摂る必要があるという論法ですが、実はマグネシウムがカルシウムと燐とを結びつける上で重要な役割を果たしていることが知られていません。マグネシウムが接着剤のような働きをして、カルシウムと燐でできた骨を形成させているのです。

　マグネシウムとカルシウムは、互いに助け合って働くミネラルで、いずれか片方だけでは充分に機能できません。したがって、カ

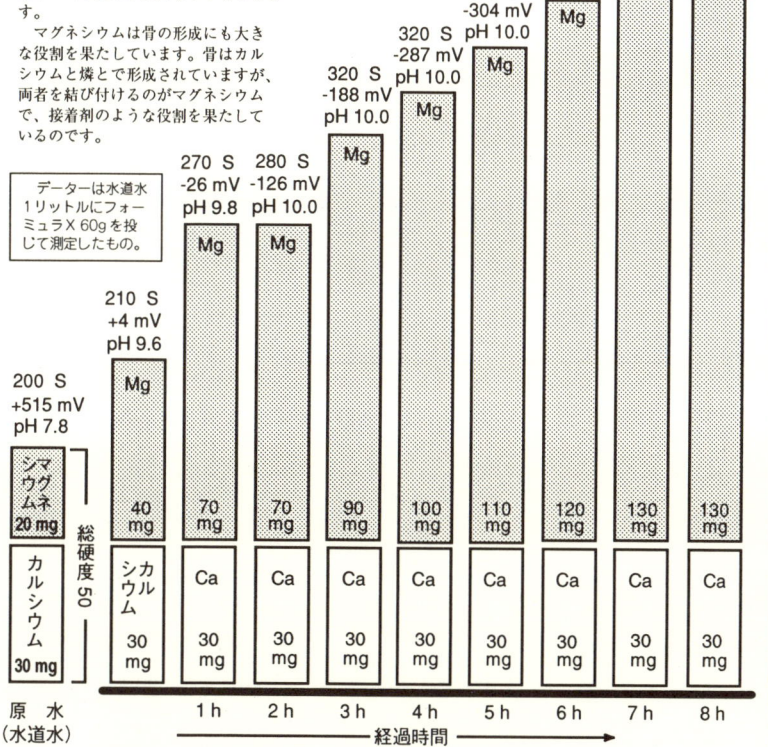

『フォーミュラＸ』による水中のマグネシウム・イオン増加

慢性的なカルシウム不足が叫ばれています。しかし、カルシウムだけを如何に大量に摂っても、かえって体内のマグネシウムの欠乏を招きます。

マグネシウムは、カルシウムと互いに助けあって働くミネラルで、どちらか一方では十分に機能することができません。つまり、カルシウムを補給するためにはマグネシウムを同時に摂取することが大切です。

カルシウムには筋肉を引き締める作用があり、これに対してマグネシウムにはこれを緩める作用があります。したがって、体内にカルシウムが多くなって、マグネシウムが不足すると、筋肉が緊張したままになって、痙攣やコムラ返りが起こりやすくなります。

マグネシウムは骨の形成にも大きな役割を果たしています。骨はカルシウムと燐とで形成されていますが、両者を結び付けるのがマグネシウムで、接着剤のような役割を果たしているのです。

さらにマグネシウムには血管壁にカルシウム沈着を防ぎ、肝臓・腎臓の結石を防いでくれます。

結局、マグネシウムはカルシウムが過剰になったときに生じるさまざまな弊害をあらかじめ防いでくれるのです。牛乳だけをいくら飲んでも、効果がない理由はここにあるのです。カルシウム同様、マグネシウム不足もイライラの原因になります。思考力が低下し、気分が憂鬱になりやすいのもそのためなのです。

	原水(水道水)	1h	2h	3h	4h	5h	6h	7h	8h
導電率 S	200	210	270	280	320	320	350	355	360	360
酸化還元電位 mV	+515	+4	-26	-126	-188	-287	-304	-354	-366	-393
pH	7.8	9.6	9.8	10.0	10.0	10.0	10.0	10.0	10.0	10.0
Mg (mg)	20	40	70	70	90	100	110	120	130	130
Ca (mg)	30	30	30	30	30	30	30	30	30	30

データーは水道水1リットルにフォーミュラX 60gを投じて測定したもの。

厚生省の定めるマグネシウム摂取目標値は300mg（成人/1日）です。

[図8]　[凡例]　S: 導電率　mV: 酸化還元電位　総硬度: Ca + Mg (mg)

ルシウムを補給する際には、必ずそれに見合っただけのマグネシウムを摂らねば意味がないのです。ことさらカルシウム製剤などで、カルシウムを補給しなくても、大半の人は日常の食事からカルシウム補給ができるはずなのに、もしカルシウム不足が現実に起こっているのなら、それはマグネシウム不足が原因ではないかと疑う必要があります。

　フォーミュラ X は、何種類もの天然素材が組み合わされていて、さまざまな微量元素やミネラルを水中に溶出させますが、基材の一つがマグネシウムであるため、マグネシウム・イオンの水中濃度を高めます。

　厚生労働省が定めているマグネシウムの摂取目標値は 300 mg〔成人／一日〕ですが、フォーミュラ X 水を 1 〜 2 リットル程度を飲んでいれば、これだけで目標値を達成できてしまいます（カルシウムの目標値は 600 mg）。すでに紹介した久保田博士は「電気分解する方式のアルカリイオン整水器でも、アルカリ性で還元力のある水が得られるが、奥村さんの方法で作った水は、その内容が異なる。たとえば、ミネラル。電気分解でできた水は、原水に対して 1 割から 3 割増えるため、ミネラルが豊富な身体にいい水とされている。ところが、**奥村さんの方法ではマグネシウムイオンが 30 倍から 50 倍にも増える。この点が電気分解との徹底的な違い**」だと述べておられます。

カルシウム信仰

　医学博士近藤賢氏は『カルシウムは体にわるい—「健康神話」の危険な盲点』という著書で、カルシウム信仰の弊害や危険性について警鐘を鳴らし、同時にマグネシウム不足による症状が、下記のように特に神経系、筋肉系、循環系に多発することを指摘しておられます。

[**ウツ病・もの忘れ**]　もの忘れ、鬱症状はマグネシウム不足で起こる例が多い。
[**ギックリ腰**]　背椎骨を支える筋肉の痙攣による。マグネシウムの摂取で1週間以内に治癒する。
[**上まぶたの痙攣**]　まぶたの痙攣（クボステック症侯）の原因の大半がマグネシウム不足である。こむら返り、指の突っ張りも同様。
[**生理痛**]　マグネシウム不足による筋肉痙攣。
[**不整脈**]　過半の原因がマグネシウム不足。
[**高血圧**]　細動脈筋肉の痙攣による血圧上昇（本態性高血圧）はマグネシウム投与で半数が正常に戻る。
[**偏頭痛**]　左右いずれかの脳動脈の痙攣による脳への血流量不足。マグネシウムの摂取でほとんどが治る。

　前述のように、日本でのマグネシウム摂取目標値は300 mg（旧厚生省）ですが、先に登場した米国のパトリック・フラナガン博士は、一日あたり1,000 mgと3倍以上の摂取が必要であると主張しています。もちろん、日本とアメリカでは食生活に差異があるので、私たちとしては、どちらを妥当とするかは判断が付きかねるところがありますが、同博士はある論文中でこう述べています。「**乳製品には食物中のマグネシウムの吸収を抑制する傾向がある**ので、乳製品の摂取を制限するか、摂取をやめるべきである」。これはアメリカ人による牛乳信仰への警告である点に注目してください。
　フォーミュラX水は、「水素」と「マグネシウム」が豊富な水ですから、「ハイ・ウォーター」に「マグ」を加えて、「マグハイ・ウォーター」Mag-Hy-Waterというニックネームで呼ぶこともできましょう。開発者の奥村さんは、この名称をどうお考えになるでしょうか？

第7章 「体によい水」

表面張力

　水が特異な物質であるという要素の一つに、異常に表面張力が高い点があげられます。皿に水道水を入れて、静かに水面に1円硬貨を置くと、水面が硬貨を支えて、なかなか沈みません。水面に並んだ水分子同士が強く引い合い、まるで表面に薄い皮があるかのような現象を示しているのです。ガラス板の上に水道水を1滴垂らすと、断面が半円形のドーム状の形をとります（「濡れ」が悪い）。ところが、同じように例えばアルコールを垂らすと、平らに薄く広がることが分かります（「濡れ」がよい）。アルコールの表面張力が水よりも低いためです。

　アメンボやミズスマシといった水棲昆虫が、水面をスイスイと動き回れるのも、水の表面張力が高いことによります。水以外のあらゆる液体（アルコールとかその他の溶剤など）は、例外なく水より低い表面張力をもっています。反対に水よりも高い表面張力をもつものを自然界に求めても、たった一つ水銀（金属）しか見当りません。水という液体は、それほど異常に高い表面張力をもっているのです。表面張力は $dyne/cm^3$ という単位で表わします。数値が大きいほど、表面張力が高くなります。

　ところで、例えば電気分解やフォーミュラXを使って、水の酸化還元電位を下げると、これに伴って、マグネシウムが増える、アルカリ性になる、水素（電子）の量が増えて、還元性が増すといったことの他に、もう一つ別の特性変化が現われます。**酸化還元電位が下がると、水の表面張力が低くなる**のです。

　色々な液体を表面張力という観点から眺めると、おもしろい事実

が眼前に展開してきます。

　下表はフンザ水、フォーミュラX水などの表面張力を示しています。

種　別	酸化還元電位 (mV)	表面張力 (dyne/cm^3)
水道水	—	74
イオン化水	—	60-65
フンザ水	—	66-68
フォーミュラX水	100 mV	67
	-35 mV	49.5
人間の血液	—	45

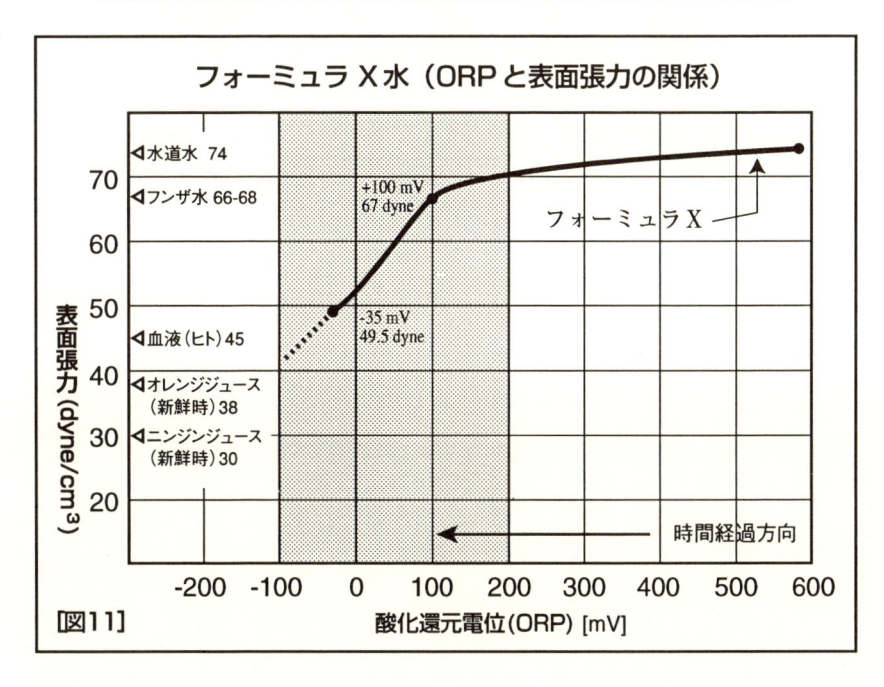

フォーミュラX水（ORPと表面張力の関係）

◁水道水 74
◁フンザ水 66-68
+100 mV
67 dyne
フォーミュラX
◁血液(ヒト) 45
-35 mV
49.5 dyne
◁オレンジジュース（新鮮時）38
◁ニンジンジュース（新鮮時）30
時間経過方向

表面張力 (dyne/cm^3)
酸化還元電位(ORP) [mV]
[図11]

　上表に示されているように、例のフンザ水の表面張力は66-68 dyneという値をもっていますが、フォーミュラXを使って水道水

の酸化還元電位を＋100 mV にまで下げてやれば、フンザ水並みの表面張力にまで下がります。このときの 67 dyne 前後の表面張力は、実際には常温を維持しているにもかかわらず、60℃の湯と同じような働きをします。また、水の酸化還元電位がマイナス領域にまで下がると、たちまち人間の血液の表面張力に近づくことも分かります。

　こうした常温での表面張力の低下が、実は「大変なこと」であることを認識していただきたいのです。

　誰言うともなしに、一般に「名水の条件」として、「酸化還元電位が＋200 mV 以下であること」とされていますが、このグラフを見ると、何となくうなずけるような気がしてきます。

　還元電位が低ければ、それだけ還元性が高まり、水素（電子）の量が増大することは事実ですが、だからと言って、私たちが摂取する水は、電位が低ければ低いほどよいのでしょうか。あるいは、フンザ水並みの＋100 mV 程度が妥当なところなのでしょうか。

　－200 mV でも－300 mV でも、低いほど良いとする方もおられます。その一方で、天然に存在しないような低電位は不自然だという説も見られます。

　今の私たちには、これに判断を下すだけの根拠がありません。人間の味覚センサーの判断で、「おいしくて、いくらでも飲める水」であれば良いとするのが妥当なところでしょうか。

なぜ表面張力が下がるのか

　水の表面張力を下げるのに、最も簡単な方法は加熱することです。加熱すると、水中のエネルギーが増大します。増大したエネルギーに対応するべく、水はその構造を拡張させます。つまり、密度（比重）が下がり、体積が増えて、これが表面張力の低下という現象となって現われるのです。

水の表面張力（温度による変化）

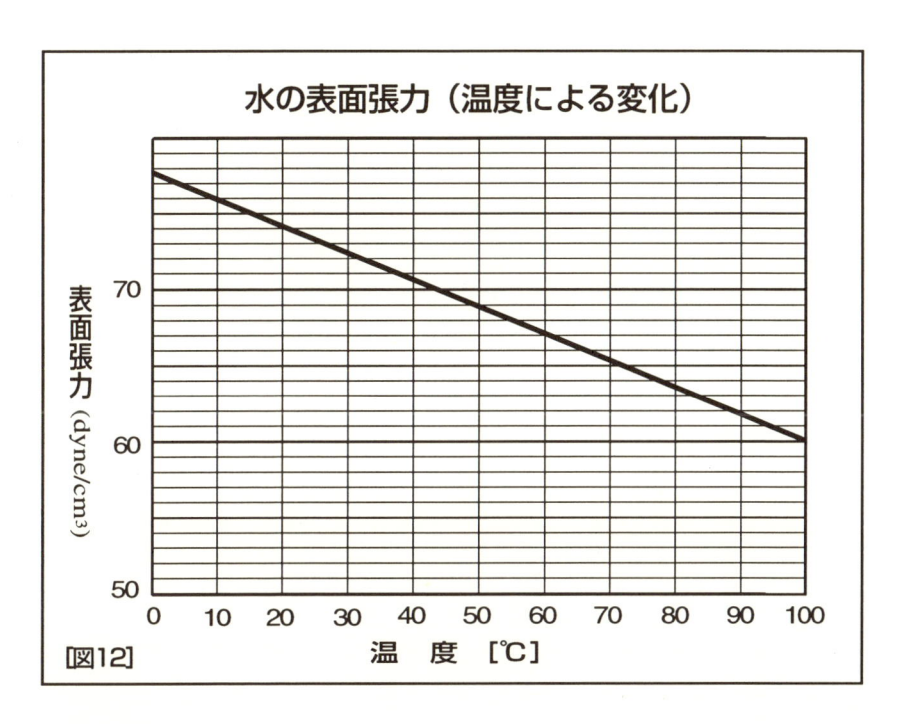

[図12]

　表面張力が低ければ、それだけ「濡れ」が良くなり、対象物への浸透性が高まります。だから、冷水よりも、温水で洗濯する方が汚れがよく落ちるのです。

　それでは、なぜフォーミュラXを水中に入れると、表面張力が下がるのでしょうか？

　フォーミュラXでは、水に温度の変化を生じさせません。20℃の水にフォーミュラXを投じても、当然水温は20℃のままで変わりません。しかし、酸化還元電位が低下するということは、水中の電気的エネルギー（負電荷）が増大していることを意味しています。電気的エネルギーが増大しても温度変化を伴いませんので、水にとっては、このエネルギーを吸収し得る唯一の手段は、分子の結合パターンを変化させて、増大したエネルギーに対応させることです。

ですから、加熱した場合と同様に、密度（比重）の低下、体積の増大、すなわち表面張力の低下となって現われるのです。これを「非熱的物性変化」と呼びます。水温が変わらないのに、お湯と同じように表面張力が低くなり（濡れがよくなり）、対象物（例えば食品や洗濯物）に対する浸透力が高くなるのです。
　第1章で述べた生命科学者O・バルテルの説に従えば、表面張力の低下はクラスターが右スピンしていることを意味します。構造化され、組織化されるためには、回転運動が継続することが不可欠です。たとえて言えば、地球が自転し、公転することによって、太陽系の一員であることができるのと同じです。地球の回転が停止したら、それは太陽系全体の崩壊につながるのと同じ理屈です。

なぜ弱アルカリ性になるのか

　電灯線を電源とする電気分解装置などとは異なり、フォーミュラXによる水処理では、外部から電気エネルギーが供給されるわけではありません。しかし、水中では電子ボルト(eV)のレベルでの電気分解現象（分解電圧以下での電気分解）が起こっています。このように外部から電圧を与えられることなく、アルカリ水だけを生じるのは何故なのでしょう。単なる電気分解であれば、アルカリ水だけではなく、酸性水も生れるはずです。これに対するある解釈（仮説）を紹介しておきましょう。それによると「水中の水素イオン[H^+]は、セラミックや鉱石などのマイナス極に引かれて、還元され水素[H]となり、一方の[OH^-]はプラス側に引かれるものの、酸化されないので酸素を発生することができない。結局、水中の[H^+]は消費されるが、[OH^-]が分解されずに留まる結果、水は自動的にアルカリ性を帯びる」のです。だとすると、フォーミュラXに配合された天然鉱石類（セラミック）が、ここで大きな作用を果していることになります。

アルカリ還元水の日常的利用法

　常温でありながら、熱湯と同じような低い表面張力をもつフォーミュラX水のようなアルカリ還元水は、日常生活や農業・食品加工分野にも広い応用用途が広がります。例えば料理やコーヒー・お茶の味が劇的に変化することは、直ちに実感できますし、ゴボウや里芋のアク抜きに抜群の効果を確認して、この特性を上手に利用している主婦も少なくありません。

　「古米の炊飯に還元水を用いることで吸水率が高まり、炊飯特性が改善される」こととか、「酸化して加工適性が悪くなった大豆を還元水に浸漬するだけで、大豆タンパクが還元されて、加工適性がよくなる」（元広島県工業試験場米安実氏）といった機能に注目して、上手に還元水を利用されている方も数多く見られます。

　表面張力が低くなっていることを知るには、お茶の「水だし」が一番簡単です。コップの水道水に緑茶を入れても、ほとんど何の変化も見られないのが普通ですが、フォーミュラX水では、たちまちお茶が出て、緑色に染ります。仮に酸化還元電位が＋100 mVの還元水であれば、約60℃の湯に相当する表面張力（約67 dyne）をもちます。＋50 mVまで電位が下がっていれば、表面張力が実に熱湯（100℃）に相当するレベル（約60 dyne）にまで下がっているはずです。こうした現象が常温（冷たい水）で起こっているのです。いわば、「熱くない湯」とでもいうべき状態なのです。

　繰り返しになりますが、フォーミュラXによって与えられた電気的エネルギー（負電荷）は、温度上昇を伴いません。しかし、水はこのエネルギーに対応するべく構造を変化させて、これを受容しようとします。これが表面張力の低下（密度の減少）となって現われているのです。

　簡単な冷水による「水だし」の実験で、この辺りの事情が簡単によく理解できます。

水素の重大性

　長寿学の研究者たちの間で、全員の意見が一致している点があります。それは「フリーラジカル（活性酸素）が老化のプロセスの原因」だというものです。

　先に述べたように、セント・ジェルジは動物の体内組織（内臓）には、膨大な量の水素が蓄えられていることを発見しています。

　こうして各臓器に蓄えられた水素が、強力な抗酸化剤として働き、フリーラジカルによって細胞が損傷されるのを防いでいます。水素が砦（とりで）を築いているわけです。

　これまでにも、さまざまな抗酸化物質が研究されてきましたが、どんな抗酸化剤であれ、共通して言えることは、いずれもが水素の発生源であるという点です。ですから、水素こそ、究極の抗酸化物質であったのです。

　同時に、水素は酸素で燃焼させられて、エネルギーを各細胞に供給するという役割をも果しています。私たちが摂取する食べ物から出る水素が、ミトコンドリアにまで運ばれ、「命の通貨（おかね）」と呼ばれるATPを作り出します。水素がなければ生命が維持できないのです。

　水素は強酸化性のフリーラジカルによる損傷から細胞を護り、一方で酸素で燃焼させられて、エネルギーを細胞に供給しているのです。

　しかし、驚いたことには、体内で水素が果している、これほどまでに重要な役割について、科学者たちが気付いたのは、ごく最近のことに過ぎません。

籠状クラスター

　米国の化学者ライナス・ポーリング Linus Carl Pauling (1901-94) といえば、化学賞と平和賞と、2回もノーベル賞を受賞

したことで有名です。このポーリングは、その著書「水素結合」の中で、ある環境では籠状（ケージ）の構造をもった水分子クラスターが生れることを最初に予言していました。その後、キャッスルマン博士（ペンシルヴェイニア大）は、ポーリングが予言した籠形のクラスター構造内に水素が取り込まれることを発見しています。この形状のクラスターは、水素を中に取り込んで身体各部へ運搬することを可能にしているのです。フォーミュラXにより水中に形成されるクラスターも、恐らくこの籠状クラスターで、これが体内での水素運搬に大きく参与しているものと推定されています。

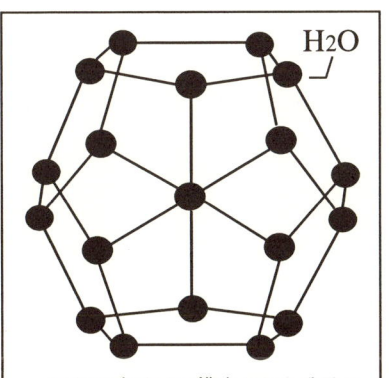

20個の水分子で構成された分子のケージ（篭）の例。これは一種の「液晶体」で、水分子がこういう構造をとると水素やミネラル・クラスターを内部に取り込んで運搬できる。「疎水的水和」hydrophobic hydrationと呼ばれる現象によって生じるもの。

[図13]

老化抑制と水素

　はっきりしていることは、体内の水素が枯渇すると、早々に慢性疲労、鬱病、ホルモン不均衡、消化不良などとなって現われるということです（急性症状）。また、組織の水素が不足状態になると、組織は柔軟性を失い硬化します（脱水状態の腱・筋肉は切れやすくなる。骨から水が抜けるともろくなり、肺の柔軟性が失われると、酸素不足に陥る）。

　しかし、もっと本質的な問題がDNAのレベルで起こります。DNAのらせんは水中に浮遊しています。ですから「水和」しています。また、水素結合がDNAの2重らせんの分子同士を互につなぎ合せています。水素結合が「接着剤」です。この結合を活性化

し、強める方法があるとすれば、その鍵を握るのがやはり水素です。歳を取るにつれ、DNAのらせんがどんどん硬くなり、柔軟性が失われて行くことは確かです。しかし、水素を充分に補給することで、DNAの水素結合を活性化させ、DNAのらせんをゆるめてやることができれば、細胞の再生回数に絶大な効果を現わすのではないかと考えられています。細胞の再生回数が増えれば、それだけ個体の寿命が長くなります。

　健康食品が意味がないとは申せません。「医食同源」も真理でしょう。しかし、何にも増して重要なことは**「いかにして大量の水素を体内に供給してやるか」**にあります。経験則によれば、食物によってもたらされる水素だけでは、老化を防ぐことはできません。水を媒体に、体内に水素を送ることを考えるべきなのです。

　ここで「ハイ・ウォータ」(含水素水)の意義が、改めて浮彫りにされてくるのです。

ヒトの寿命

　真偽のほどは定かではありませんし、ほとんど信じ難いことではありますが、紀元前3世紀頃(青銅器時代)の人間の寿命は18歳程度であったという説があります。しかし、少なくとも確かなことは、大正から昭和に入る頃、日本での平均寿命はようやく40歳を超えたということです。その後、第2次大戦前後にかけて「人生60年」というのが常識となっていました。ところが、現在では男女平均が80歳を上回っています。それには理由がいろいろあるにせよ、明治時代に比べると、現在では平均寿命が2倍にまで伸びたことになります。

　20世紀の100年間だけで、何十年も長生きすることになった日本人ですが、それでは、80歳前後というのが、果たして私たち人間の平均寿命の限界なのでしょうか？　実はそうだとも思えませ

ん。100歳を超えて子供を得たり、病気にかからず150歳前後まで元気に生きるのが普通だというフンザ王国などの実例があるからです。

　人間は、ほぼ20歳で成人します。成熟に要する年数（20年）の6倍、すなわち120歳までの寿命が維持できるよう「設計されている（DNAに書き込まれている）」という説があちこちで唱えられています。

　20歳×6＝120歳、つまりこれが「**天寿120歳説**」です。

　世界に点在する何箇所かの長寿地域での食生活の内容はさまざまです。フンザのように菜食中心の例は、むしろ稀だとも言えます。

　繰り返しになりますが、かつてコアンダ博士が確認したように、長寿地区に共通する要素はと言えば、たった一つ「水」だけです。協和病院の河村先生が言われるように、「基本的には病気は自然治癒力の低下が引き起こすもの」です。水が良ければ、高い免疫力が絶えず維持され、あらゆる疾病の発症を未然に防ぎます。だから、自然に寿命が伸びるという簡単な理屈です。何故なら、私たちは「水」を材料として構成された生物だからです。基本となるこの「材料」を良くすることが、生理を活性化させ、免疫力を最大限にまで向上させます。反対に、元になる材料が悪質では、如何に栄養に配慮しても、すべてが無に帰するのではと危惧されます。

　フォーミュラXが誕生してから、さほどの時間は経っていません。ですから、アルカリ還元水だけで育った母親が子供を生み、その子供が引き続き還元水で育てられたという2代にわたる例はまだ皆無でしょう。もし、あっても大変に希少でしょう。

　しかし、これから先、2世代、3世代にわたって、アルカリ還元水だけで生活する人たちが、陸続として現われたらどうなるのでしょう。日本人がフンザ人に肉迫する可能性が生れてきます。

　ですから、今すぐにでも「水」を変えてください。生活環境をア

ルカリ還元水で満たす（「食べる、飲む、浴びる」）ことができれば、日本民族、あるいは世界中の人々の未来を変えることになるでしょう。フンザ人はフンザ水を「食べ、飲み、浴び」ています。

　フォーミュラXは経済負担をかけません。電気エネルギーを必要とはしません。もう、ガソリンよりも高い、ミネラルウォーターを求める必要もありません。水道水が簡単にアルカリ還元水になると同時に水道水に配合されている塩素を消去します。愛用者からは、圧倒的支持を得ているのも当然のことかも知れません。何といっても「おいしい」ので長続きします。まずい水に後戻りしようとする人は皆無です。ごく自然に日常生活の必需品として定着します。

　20世紀の100年間に、寿命を何十年も伸ばしてきた私たちのことですから、この後さらに40年ほどの寿命延長は、決してむなしい夢だとは言えないでしょう。今や平均寿命120歳は実現不可能な話でもなく、また決して荒唐無稽なおとぎ話でもないのです。

　中には120歳は長すぎると感じられる方もおられるでしょうか。何歳で天寿を全とうするかは問題ではありません。最も肝心なことは、最後まで病気と無縁で過すことにあります。そのためには…？皆さんには、敢えて結論を申し上げる必要はないでしょう。

あとがき

　スポーツの世界では、よもやという一般の予想に反して、次々に世界新記録が塗り替えられて行きます。それと同じように、よく考えてみると、私たちの平均寿命も、80歳代が限度だとする根拠はどこにもないのです。現実にフンザを初めとして、地球上には100歳超が当たり前の場所が厳然として存在しています。かつてH・コアンダ博士が確認したように、こうした長寿地域に共通する要因は食事内容ではなく、「水」にあるということも歴然たる事実です。

　本書では、こうした視座に立って、主として奥村崇升氏の開発したフォーミュラXが、水に対してどんな変化をもたらしているのかを考えてきました。外部からの電気エネルギーの供給を伴わずに起こる「分解電圧以下での還元・アルカリ化現象」もその一つですし、同時に「非熱的に起こる表面張力の低下現象」についても考察しました。

　フォーミュラXによる処理水は、フンザ水などと同様に、究極の抗酸化剤である水素を含有する「含水素水」であり、さらには他の如何なる方式でも実現不可能な高いマグネシウム濃度を達成することについても述べました。

　特に老化と密接な関連をもつ腸内細菌叢を正常に保つのに、極めて高い効果を発揮することが臨床医らによって立証されていることも特筆すべき事柄でしょう。

　こうした「高機能水」が、外部からの電気エネルギーの供給を必要とせずに生れるという点だけを捉えても、そのメリットには非常に大きなものがあります。例えば外出時にも簡単に携帯できることなども、考えて見ると大変にありがたい点の一つであることに気付かされます。

電気分解方式によってアルカリ還元水を得ようとすると、永久に電気エネルギー（電気料金）を要するだけではなく、同時に生成される同量の酸性水が捨て去らねばなりません（酸性水の投棄は下水処理に負荷がかかります）。同時に水資源の保全（無駄づかい）という立場からも、容易には是認し難い難点となります。

　しかしながら、何と言ってもフォーミュラⅩによって得られる「高機能水」がもつ最大の利点は、その経済性にあります。本文中でも触れられていますが、誰にでも人それぞれにわずかな負担で利用できるという点は、強調しても強調しすぎだとは言えないありがたい事実です。万人に「120歳への挑戦」の道を拓いたことが、最大の功績であるのかも知れません。

　最後になりましたが、このところフォーミュラⅩを模した類似品が登場して、奥村さんを困らせています。フォーミュラⅩについては、何件もの特許が申請済みですから、後々の損害賠償などを考えると、敢えて稚拙な模造を試みる人の気が知れません。ただ、開発者には申し訳けありませんが、仮にこうした行為の道義的な側面を捨てて、これを客観的に眺めると、それだけフォーミュラⅩが偉大な発明であることを裏付けているとも言えます。もちろん、この発明は特許によって保護されていますから、最終的には権益が護られていることだけは事実です。

　フォーミュラⅩは、間違いなく皆さんの天寿を伸ばしてくれることでしょう。一日に約2リットルのフォーミュラⅩ水を飲むことを皮切りに、日常生活のあらゆる場面で活用され、各位が健やかで明るく楽しい、そして長い充実した人生を送られることを切望しております。

編　者

［付］アルカリ還元水の効果の医学的研究

カルシウムの吸収効率	カルシウムの乏しい餌で飼育されたラットに、カルシウムを溶解した水道水とアルカリ還元水（アルカリイオン水）を与えて比較した結果。アルカリ還元水のラットは毛並みが良く、活動的であったが、水道水のラットでは脱毛や骨折が発生した（京都大学医学部糸川嘉則名誉教授）
マグネシウムの吸着度	アルカリ還元水はマグネシウム濃度も高いため、カルシウムの骨への吸着が良くなるのではないか。マグネシウムが多いと心臓病の発症率が低下することが疫学的にも判明している（フィンランドでの調査など）。マグネシウムが足りないと、細胞内にカルシウムが入りやすくなり、血管壁を収縮させ、血流の流れを悪くするため、疾患の原因となりやすい。マグネシウムはカルシウム拮抗剤として作用しているのではないか（京都大学医学部糸川嘉則名誉教授）
ガン細胞	アルカリ還元水は、正常細胞に影響を与えることなく、ガン細胞を「老化」させていることを示すデーターもある。ガン細胞の増殖を抑える効果があるのではないか（九州大学大学院白畑実隆教授）
腸内細菌	腸内細菌に好影響を与えることの確認研究（岐阜大学農学部）
胃潰瘍・十二指腸潰瘍の改善と再発防止	有効（協和病院院長河村宗典氏）
胃腸粘膜保護	消化器粘膜保護に有効であることの研究（京都府立医大）
胃腸障害	改善に有効（順天堂医大外科小暮医院長小暮堅三氏）
慢性下痢・慢性便秘の改善・治癒	有効（協和病院院長河村宗典氏）
アレルギー・喘息の緩和	有効（国仲医院院長国仲寛長氏）
アトピー性皮膚炎・喘息・じんま疹・鼻炎などのアレルギー疾患の改善・治癒	有効（協和病院院長河村宗典氏）

月経困難症・更年期障害の改善	有効（協和病院院長河村宗典氏）
高コレステロール血症の改善	有効（協和病院院長河村宗典氏）
高血圧	有効（国仲医院院長国仲寛長氏）
高血圧・低血圧・冷え症の改善	有効（協和病院院長河村宗典氏）
湿疹	有効（景福理学診療所田村達治氏）
腎臓病・糖尿病	改善に有効（桑原敬二氏）。
肝臓疾患症例における肝機能の早期改善	有効（協和病院院長河村宗典氏）
通風	有効（元横浜日赤病院長服部達太郎氏）
通風患者の尿酸値の早期下降	有効（協和病院院長河村宗典氏）
脂質代謝の向上	有効（順天堂医大外科小暮医院長小暮堅三氏）
糖尿病患者の血糖値早期下降 同足部壊疽の早期治療	有効（協和病院院長河村宗典氏）

―【参考文献】―

光岡知足『腸内細菌の話』岩波新書（1978）
藤田恒夫『腸は考える』岩波新書（1991）
奈良昌治『水でやせる』新講社（1995）
P. フラナガン・藤野薫訳編『解き明かされた〈不老の水〉』ドリーム書房（1999）
　"究極の水"研究会編『"究極の水"を追い求めた世界の男たち』（2000）
藤野薫編著『マイナスイオン・ハンドブック』せせらぎ出版（2002）
船井幸雄『本物時代が幕をあけた』ビジネス社（2002）
河木成一『糖尿病、3大合併症も「腸」から完治!!』ライブ出版（2003）
野口晴哉『風邪の効用』筑摩書房（2003）
近藤賢『カルシウムは体にわるい―「健康神話」の危険な盲点』光文社カッパ・サイエンス

編著者略歴

藤野 薫（ふじの かおる）。1935年大阪市生れ。1959年大阪外国語大学フランス語学科卒。

(著作・翻訳書)

[音楽関係図書] H. クロッツ『オルガンのすべて』、V. ルーカス『オルガンの名曲』（共訳）、V. ルーカス『現代のオルガン音楽』、R. デイヴィス『オルガニスト・マニュアル』（以上パックスアーレン㈱刊）、ほか。

[印刷関係図書] M. リンブルグ『コンピュータ・トゥ・プレート技術の要点』、J. P. クラウチ『入門 フレキソ印刷』（以上印刷之世界社刊）、F. J. ロマーノ『絵で見る欧文組版百科』（日本軽印刷工業会刊）、『便覧 文字組みの基準』（日本印刷技術協会刊）、ほか。

[一般分野] P. フラナガン『解き明かされた〈不老の水〉』（ドリーム書房刊）、編著『マイナスイオンハンドブック』（せせらぎ出版刊）、ほか。

●奥村崇升氏への連絡は下記へファックス、または e-mail にて。

㈱日本鉱泉研究所
代表取締役社長 奥村崇升
FAX 096-278-8267
e-mail: info@nihonkousen.com

めざそう！天寿は百はたち －水で平均寿命を変えた大発明－

2003年4月20日　第1刷発行
定　価　本体 952円
編著者　藤野薫
発行者　山崎亮一
発行所　せせらぎ出版
　　　　〒530-0043 大阪市北区天満2-1-19 髙島ビル2F
　　　　TEL　06-6357-6916
　　　　FAX　06-6357-9279
　　　　郵便振替　00950-7-319527
印刷・製本所　亜細亜印刷株式会社

ⓒ2003　ISBN4-88416-118-1

せせらぎ出版ホームページ　http://www.seseragi-s.com/
　　　　　　　Eメール　　info@seseragi-s.com

視覚障害者その他活字のままではこの本を利用できない人のために、出版社および著者に届け出ることを条件に音声訳（録音図書）および拡大写本、電子図書（パソコンなどを利用して読む図書）の製作を認めます。ただし営利を目的とする場合は除きます。